"十二五"国家重点
出版物出版规划项目 | 《科学美国人》精选系列

快乐从何而来

人脑与认知新解

《环球科学》杂志社
外研社科学出版工作室 | 编

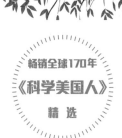

畅销全球170年
《科学美国人》
精 选

外语教学与研究出版社
FOREIGN LANGUAGE TEACHING AND RESEARCH PRESS
北京 BEIJING

图书在版编目 (CIP) 数据

快乐从何而来：人脑与认知新解 /《环球科学》杂志社，外研社科学出版
工作室编. —— 北京：外语教学与研究出版社，2016.6 (2017.7 重印)
(《科学美国人》精选系列)
ISBN 978-7-5135-7774-8

Ⅰ. ①快… Ⅱ. ①环… ②外… Ⅲ. ①脑科学－普及读物 Ⅳ. ①R338.2-49

中国版本图书馆 CIP 数据核字 (2016) 第 152130 号

出 版 人　蔡剑峰
责任编辑　杜建刚
封面设计　锋尚设计
版式设计　陈　磊
出版发行　外语教学与研究出版社
社　　址　北京市西三环北路 19 号（100089）
网　　址　http://www.fltrp.com
印　　刷　北京华联印刷有限公司
开　　本　730×980　1/16
印　　张　15
版　　次　2016 年 7 月第 1 版　2017 年 7 月第 2 次印刷
书　　号　ISBN 978-7-5135-7774-8
定　　价　39.80 元

购书咨询：（010）88819926　电子邮箱：club@fltrp.com
外研书店：https://waiyants.tmall.com
凡印刷、装订质量问题，请联系我社印制部
联系电话：（010）61207896　电子邮箱：zhijian@fltrp.com
凡侵权、盗版书籍线索，请联系我社法律事务部
举报电话：（010）88817519　电子邮箱：banquan@fltrp.com
法律顾问：立方律师事务所　刘旭东律师
　　　　　中咨律师事务所　殷　斌律师
物料号：277740001

《科学美国人》精选系列

丛书顾问

陈宗周

丛书主编

刘　芳　　章思英

褚　波　　刘晓楠

丛书编委（按姓氏笔画排序）

丁家琦　朱元刚　杜建刚　吴　兰　何　铭

罗　凯　赵凤轩　韩晶晶　蔡　迪　廖红艳

本书审校（按姓氏笔画排序）

毛利华　仇子龙　李素霞　郭爱克　韩济生

人的大脑何以研究人的大脑？

王一方

北京大学医学人文研究院教授

北京大学科学史与科学哲学中心研究员

我的一位颇有名气的外科医生朋友，毕生专攻神经外科，天天在病人大脑上挖洞，通血栓，取肿瘤，手术越做越多，部位越做越深，术式也越做越复杂，被称为神医。时间长了，她并没有滋生傲慢，反而越发敬畏，所谓胆子越做越小。某日，她突然向我发问：人的大脑何以研究人的大脑？我一下子给问蒙了，半天没有接上话茬。回家静静一想，此问大有深意，有如一句中国俗话所言："没有金刚钻，别揽瓷器活。"人们相信唯有金刚钻才能应对那瓷器活（必须是高一个硬度层级的"克星"），如果手中只是一把"瓷器钻"，可能就揽不了那瓷器活。阿基米德的豪言壮语有一个特别的预设——"给我一个支点"，然后，"我就可以撬动地球"。但是，即使在地球之外也未必有这样的支点，当然，阿基米德也没有真正撬动过地球（他的智慧只局限在数学、物理、自然哲学领域）。在哲学家看来，人类的脑科学研究，也是一项需要预设前提的奇迹。今天，所有的科学研究成果都是人类大脑功能（思维）的奇迹，人脑（智慧）便是一切科学研究创新的预设前提。如今，这个前提要成为我们的研究对象，问题就来了，新的更高的预设前提在哪里？如果没有，我们才有理由发问：人的大脑何以研究人的大脑？能超越自身的局限吗？能hold住吗？

在脑科学研究领域，有两个悖论常常被人们提及，一是人类认识宇宙（航天登月、探访土星、建立宇宙空间站）的能力大大超过了认识自身的能力，尤其是破译大脑奥秘的能力；二是人类创造的人工智能以及智能机器人正在挑战并超越人类的智慧，譬如李世石败给人工智能AlphaGo，外科大师做手术干不过手术机器人"达·芬奇"（似乎"瓷器钻"可以反克"金刚钻"），给人类很大的刺激。缘此，人类颇有点小心眼地规定"机器人不能参加机器人研发"，害怕有一天智能机器人研发的部分成为人类难以破译的"魔咒"与"罩门"。于是，人类这几十年都在默默发奋，试图打破这两个悖论。然而，先前那一个人类超越极限的锁并没有打开，我们的乐观似乎又有点太早。不管怎么说，人类"脑计划"也好，"大脑网络探究计划"也好，圈来不少钱，脑科学家们的大脑或许就比平常人的大脑多几条沟回，智商值高一个档次，对他们我们既要有信心，又要有耐性，对于他们的成果既要给掌声，又要适当地泼点冷水。这就是我的一点小小的阅读建议。

在此不妨演示一下。在我看来，如今的脑科学研究还不能让人乐观，理由是生命科学不能等同于生物科学，生命是神秘、神奇、神灵、神通的，同时也是圣洁的，统称神圣，当下的脑科学还无法抵达神圣。虽说为"'攻克'大脑"，欧美国家投入数十亿甚至上百亿美元，研发新工具、新技术，是否有望在未来几十年里彻底破解大脑的秘密，却仍是一个未知数，因为大脑不是用来被攻克或征服的。在基因组学高度发达的今天，绘制一张大脑基因图谱只是一件力气活，没有多少智慧含量。当然，人脑的第一份详细的基因图谱则意义重大，因为它让我们知道了人类与小鼠的差别有多么巨大，也让我们重新审视了大脑灰质的工作原理。这种直觉只是青萍之末。虽然大脑的"定时系统"与大脑中数百亿个神经元如何相互协作有关，但也不能脱离大自然的授时系统。

"我们还能更聪明吗？"这是一个双向可能的命题，书中所言人类的IQ越来越高，我们和未来人类相比会显得很愚蠢的结论只是其一，还有一种可能是"聪明反被聪明误"，机关算尽太聪明，反误了卿卿性命，《自闭症钟爱硅谷》就是例证。至于人类的"记忆编码"问题只是一个与计算机的简单类比，神经元的工作方式并不能等同于多晶硅。同样，"睡眠优化记忆"的命题也不能绝对相信，睡眠门诊不少患者主诉睡眠不错，头疼伴随记忆力下降，睡眠期间大脑会减弱神经元之间的联系、可以节约能量的说辞只是幼儿园老师级别的解释。

"快乐从何而来"是本书的核心命题，脑科学家的最新研究表明，大脑中真正负责直接产生快乐感的，不是以前所认为的奖赏回路，而是与奖赏回路有关联的"快乐热点"，似乎纠正了先前的结论。但是，人不仅是生物的人，还是社会的人，有思想、有情感的万物之灵，社会境遇、生命信仰才是快乐的甘泉。所以，冥想可以重塑大脑，大脑创伤可以造就"天才"，弗洛伊德的潜意识理论正在复活。

无疑，神经科学家可以"挖出老年痴呆的种子"，那是由毒性蛋白质引发的级联反应，以此来解释阿尔茨海默病、帕金森病和其他健康杀手的病理机制，也可以用来解读"焦虑症的成因"。通过"植入电极治疗抑郁症"，只是一种探索性的治疗手段，真正应用于临床还需要技术优化。"与植物人对话"是一个存在伦理争论的话题，植物人是指脑死亡而心肺功能尚存的病患个体，需要消耗大量的社会资源与家庭财富才能维持其没有尊严和交往品质的生命征象，对于是否维持植物人的生命，存在诸多争议。如果只是开启与其微弱的潜在意识的生物学对话（刺激-反应）而无法恢复其生命尊严和品质，这种努力的目的与价值依然需要论证。

作为一名医学教授，我认为这是一本优秀的脑科学主题的科普作品，因为它旨在唤起读者对神奇大脑的好奇与反思，正如我本人以上的思考。虽然我不是脑科学家，本书里介绍的大量脑科学新知很多都在我的专业藩篱之外，但是书中的话题启发了我从医学哲学的角度发问，相信用心的读者一定会提出更多、更有意义的问题。

王一方

科学奇迹的见证者

陈宗周

《环球科学》杂志社社长

1845年8月28日，一张名为《科学美国人》的科普小报在美国纽约诞生了。创刊之时，创办者鲁弗斯·波特（Rufus M. Porter）就曾豪迈地放言：当其他时政报和大众报被人遗忘时，我们的刊物仍将保持它的优点与价值。

他说对了，当同时或之后创办的大多数美国报刊都消失得无影无踪时，170岁的《科学美国人》依然青春常驻、风采迷人。

如今，《科学美国人》早已由最初的科普小报变成了印刷精美、内容丰富的月刊，成为全球科普杂志的标杆。到目前为止，它的作者，包括了爱因斯坦、玻尔等150余位诺贝尔奖得主——他们中的大多数是在成为《科学美国人》的作者之后，再摘取了那顶桂冠。它的无数读者，从爱迪生到比尔·盖茨，都在《科学美国人》这里获得知识与灵感。

从创刊到今天的一个多世纪里，《科学美国人》一直是世界前沿科学的记录者，是一个个科学奇迹的见证者。1877年，爱迪生发明了留声机，当他带着那个人类历史上从未有过的机器怪物在纽约宣传时，他的第一站便选择了《科学美国人》编辑部。爱迪生径直走进编辑部，把机器放在一张办公桌上，然后留声机开始说话了："编辑先生们，你们伏案工作很辛苦，爱迪生先生托我向你们问好！"正在工作的编辑们惊讶得目瞪口呆，手中的笔停在空中，久久不能落下。这一幕，被《科学美国人》记录下来。1877年12月，《科学美国人》刊文，详细介绍了爱迪生的这一伟大发明，留声机从此载入史册。

留声机，不过是《科学美国人》见证的无数科学奇迹和科学发现中的一个例子。

可以简要看看《科学美国人》报道的历史：达尔文发表《物种起源》，《科学美国人》马上跟进，进行了深度报道；莱特兄弟在《科学美国人》编辑的激励下，揭示了他们飞行器的细节，刊物还发表评论并给莱特兄弟颁发银质奖杯，作为对他们飞行距离不断进步的奖励；当"太空时代"开启，《科学美国人》立即浓墨重彩地报道，把人类太空探索的新成果、新思维传播给大众。

今天，科学技术的发展更加迅猛，《科学美国人》的报道因此更加精彩纷呈。新能源汽车、私人航天飞行、光伏发电、干细胞医疗、DNA计算机、家用机器人、"上帝粒子"、量子通信……

《科学美国人》始终把读者带领到科学最前沿，一起见证科学奇迹。

《科学美国人》也将追求科学严谨与科学通俗相结合的传统保持至今并与时俱进。于是，在今天的互联网时代，《科学美国人》及其网站当之无愧地成为报道世界前沿科学、普及科学知识的最权威科普媒体。

科学是无国界的，《科学美国人》也很快传向了全世界。今天，包括中文版在内，《科学美国人》在全球用15种语言出版国际版本。

《科学美国人》在中国的故事同样传奇。这本科普杂志与中国结缘，是杨振宁先生牵线，并得到了党和国家领导人的热心支持。1972年7月1日，在周恩来总理于人民大会堂新疆厅举行的宴请中，杨先生向周总理提出了建议：中国要加强科普工作，《科学美国人》这样的优秀科普刊物，值得引进和翻译。由于中国当时正处于"文革"时期，杨先生的建议6年后才得到落实。1978年，在"全国科学大会"召开前夕，《科学美国人》杂志中文版开始试刊。1979年，《科学美国人》中文版正式出版。《科学美国人》引入中国，还得到了时任副总理的邓小平以及时任国家科委主任的方毅（后担任副总理）的支持。一本科普刊物在中国受到如此高度的关注，体现了国家对科普工作的重视，同时，也反映出刊物本身的科学魅力。

如今，《科学美国人》在中国的传奇故事仍在续写。作为《科学美国人》在中国的版权合作方，《环球科学》杂志在新时期下，充分利用互联网时代全新的通信、翻译与编辑手段，让《科学美国人》的中文内容更贴近今天读者的需求，更广泛地接触到普通大众，迅速成为了中国影响力最大的科普期刊之一。

《科学美国人》的特色与风格十分鲜明。它刊出的文章，大多由工作在科学最前沿的科学家撰写，他们在写作过程中会与具有科学敏感性和科普传播经验的科学编辑进行反复讨论。科学家与科学编辑之间充分交流，有时还有科学作家与科学记者加入写作团队，这样的科普创作过程，保证了文章能够真实、准确地报道科学前沿，同时也让读者大众阅读时兴趣盎然，激发起他们对科学的关注与热爱。这种追求科学前沿性、严谨性与科学通俗性、普及性相结合的办刊特色，使《科学美国人》在科学家和大众中都赢得了巨大声誉。

《科学美国人》的风格也很引人注目。以英文版语言风格为例，所刊文章语言规范、严谨，但又生动、活泼，甚至不乏幽默，并且反映了当代英语的发展与变化。由于《科学美国人》反映了最新的科学知识，又反映了规范、新鲜的英语，因而它的内容常常被美国针对外国留学生的英语水平考试选作试题，近年有时也出现在中国全国性的英语考试试题中。

《环球科学》创刊后，很注意保持《科学美国人》的特色与风格，并根据中国读者的需求有所创新，同样受到了广泛欢迎，有些内容还被选入国家考试的试题。

为了让更多中国读者了解世界科学的最新进展与成就、开阔科学视野、提升科学素养与创新能力，《环球科学》杂志社和外语教学与研究出版社展开合作，编辑出版能反映科学前沿动态和最新科学思维、科学方法与科学理念的"《科学美国人》精选系列"丛书，包括"科学最前沿"（已上市）、"专栏作家文集"（已上市）、《不可思议的科技史》《再稀奇古怪的问题也有个科学答案》《生机无限：医学2.0》《快乐从何而来》《2036，气候或将灾变》和《改变世界的20个非凡发现》等。

丛书内容精选自近几年《环球科学》刊载的文章，按主题划分，结集出版。这些主题汇总起来，构成了今天世界科学的全貌。

丛书的特色与风格也正如《环球科学》和《科学美国人》一样，中国读者不仅能从中了解科学前沿和最新的科学理念，还能受到科学大师的思想启迪与精神感染，并了解世界最顶尖的科学记者与撰稿人如何报道科学进展与事件。

在我们努力建设创新型国家的今天，编辑出版"《科学美国人》精选系列"丛书，无疑具有很重要的意义。展望未来，我们希望，在《环球科学》以及这些丛书的读者中，能出现像爱因斯坦那样的科学家、爱迪生那样的发明家、比尔·盖茨那样的科技企业家。我们相信，我们的读者会创造出无数的科学奇迹。

未来中国，一切皆有可能。

目 录

攻克大脑

大脑是世界上最复杂的"机器"。多个国家将投入数十亿美元，研发新工具、新技术，在未来几十年里彻底破解大脑的秘密。

撰文 / 拉斐尔·尤斯蒂（Rafael Yuste）

乔治·邱奇（George M. Church）

翻译 / 冯泽君

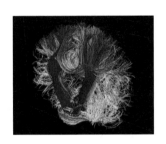

╎ 精彩速览 ╎

大脑及其产生意识的方式，仍是最大的科学谜团之一。要更好地理解大脑的运作机制，神经科学家需要新的工具来分析神经回路的功能。

神经科学家急需记录或调控神经回路活动的新技术。奥巴马政府已经启动了大规模的研究计划，帮助科学家开发他们所需的新技术。

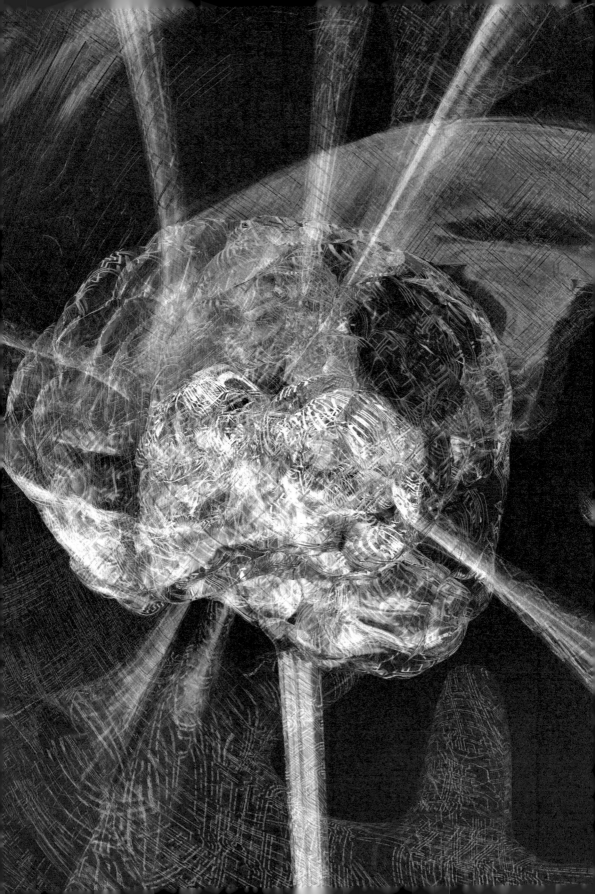

拉斐尔·尤斯蒂是美国哥伦比亚大学的生物学和神经生物学教授，也是科维理脑科学研究所的负责人之一。最近，他获得了美国国家卫生研究院主任先锋奖（NIH Director's Pioneer Award）。

乔治·邱奇是哈佛大学遗传学教授，也是Personal-Genomes.org网站的创始人。他创建的这一网站允许人们免费查询人类基因组、神经影像学、行为与认知特征的相关数据。邱奇还是《科学美国人》顾问委员会的成员。

　　尽管经过了一个世纪的不懈努力，脑科学家们对大脑的工作方式还是所知甚少。这个大概只有1.4千克的器官，主宰着人类所有的意识活动。很多人试图通过研究简单生物体的神经系统来理解人类大脑。尽管在30年前就已经知道了秀丽隐杆线虫（*Caenorhabditis elegans*）302个神经元之间的连接方式，但到现在为止，科学家们连这种低等生物最基本的行为（如进食和交配）是如何产生的都没有弄清楚。这中间缺失的一环，就是神经元活动和特定行为之间的关系。

　　想要把人类的生物学机制与各种行为一一对应起来，是一个更加艰难的任务。媒体经常报道，大脑扫描显示，人的某些行为（比如当我们认为自己被拒绝，或者在讲一门外语时）会让大脑的某个特定部位活跃起来。这些报道可能让人觉得目前的技术已经能够对大脑的工作原理做出基本解释，但这种印象其实具有误导性。

　　这种误解的一个著名的例子，是一项研究发现，当受试者看到演员詹妮弗·安妮斯顿（Jennifer Aniston）的脸时，其大脑中的一个神经元会产生电脉冲（见本书第47页《我们的记忆由谁编码》）。"安妮斯顿神经元"的发现，有点像来自外星的信息虽然标志着宇宙中可能存在智慧生命，但信息的含义是什么，我们却不得而知。我们并不清楚，那个神经元的电活动是如何让我们认出安妮斯顿的脸，并将其与美剧《老友记》的画面联系起来的。要认出明星，大脑需要激活一群神经元，它们之间所有的信息交流都采用我们至今尚未破译的神经密码。

"安妮斯顿神经元"的发现，也是神经科学走到十字路口的一个例证。我们已经拥有记录活体大脑内单个神经元活动的技术，但要获得有意义的进展，就需要一系列新技术来监控甚至改变成千上万神经元的电活动，解密西班牙神经解剖学先驱圣地亚哥·卡哈尔（Santiago Ramóny Cajal）所说的"让诸多研究者迷失、无法逾越的丛林"。

原则上，这种突破性的技术可以填补从神经元放电到认知之间的空白，包括感知、情感、决策，最终是意识本身的产生过程。破译思想与行为背后的脑活动的精确模式，也有助于理解在精神和神经疾病（如精神分裂症、自闭症、阿尔茨海默病或帕金森病等）中，神经回路是如何失常的。

脑科学急需技术飞跃的呼声渐渐传开，奥巴马政府已于去年宣布启动"脑计划"（Brain Research through Advancing Innovative Neurotechnologies，简称BRAIN），这也是奥巴马在第二个任期内，在"大科学"项目上所做的最大努力。

"脑计划"致力于开发能记录大群神经元，甚至是整片脑区的电活动的新技术，其在2014年的启动资金为1亿多美元。而在美国之外，全球还有很多其他大规模的脑科学项目，比如欧盟的"人类大脑计划"（Human Brain Project）。这一计划为期10年，将耗资16亿美元，致力于构建全脑的计算机模拟。此外，中国、日本和以色列也都有雄心勃勃的脑科学研究计划。推进脑科学领域的投资已经成为全球共识，这让人想起了第二次世界大战后，那些足以决定一个国家竞争力的"大科学"项目：核能、原子武器、太空探索、计算机、替代能源和基因组测序。脑科学的时代已经到来。

当下的技术瓶颈

追踪大脑细胞是如何生成"詹妮弗·安妮斯顿"这个概念的，或是追踪我们感受和认知世界过程中任何的大脑细胞活动，现在都还是一项艰巨的任务。要完成这项工作，我们得弄清楚，一群神经元是如何相互作用以形成一个更大的整体，并具备特定的功能，也就是找到科学家口中的"突显特性"（emergent property）。我们知道，任何材料的温度或硬度，或是某种金属的磁性，都是通过大量分子或原子的相互作用而来的。比如碳原子既能组成耐久的钻石，也能形成柔软的石墨，后者由于极易剥落所以被制成铅笔。无论软硬，这些突显特性并非由单个原子决定，而是取决于原子的相互作用。

大脑可能也一样，我们无法从单个神经元的监测中看到大脑的突显特性，甚至对一大群神经元活动的了解不够精细，都无法从中了解突显特性。想要了解大脑如何感知一朵花或是回想一段童年往事，也许只能通过观察成百上千神经元组成的神经回路，看神经信号如何在神经回路中传递。尽管科学家早就面临这一挑战，但一直苦于没有好的技术来记录形成知觉或记忆的神经回路活动，或者产生复杂行为和认知功能的回路活动。

为了突破这一瓶颈，科学家做过诸多尝试，其中之一是描绘出神经元之间的解剖学连接（即突触）图谱——这被称为连接组学（connectomics）。美国近期启动的"人类连接组计划"（Human Connectome Project），目的就是绘制大脑内部结构的连接图谱。但是，就像之前提到的线虫研究一样，这幅图谱仅仅是个开始。单靠这张图，还不足以解释不断变化的电信号产生特定认知的过程。

要记录大脑回路中的电信号传递，需要全新的、远超目前水平的记录技术。现在的技术要么只能精确记录

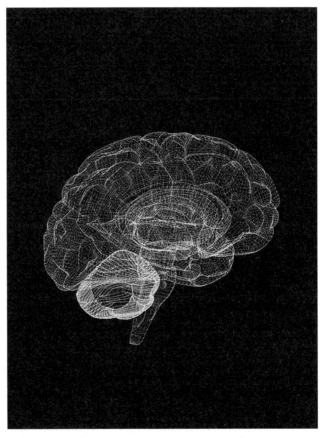

大脑中有数百亿个神经元，神经连接的数量更是一个天文数字。目前，大脑研究的最大局限在于，科学家只能检测少量神经元的活动情况，无法对大量神经元进行检测，这样就无法从整体上研究大脑的运行机制。而欧美的大脑计划，正是希望突破这个技术瓶颈。

一小群神经元的活动，要么虽然能记录一大片脑区的活动，但分辨率极低，无法用来确定特定神经回路是活跃的，还是处于静息状态。目前的精细记录方法是把针样电极插入实验动物的大脑，从而记录单个神经元的电活动——一个神经元接收到其他神经元发出的化学信号时，就会发放电脉冲。神经元受到适当刺激后，细胞膜上的电压会反转；而电压的变化会导致膜上的离子通道打开，引导钠离子或其他阳离子进入神经元内。接着，离子流的涌入让神经元产生一束电尖峰脉冲，这束电脉冲沿着神经元的轴突传递，刺激轴突释放化学信号并传送给其他神经元，从而完成信号的传递。只记录一个神经元，就好比想要知道一部高清电影的情节，却只关注一个像素——这是不可能看懂电影的。而且这种记录技术是侵入式的，电极插入大脑时，会损伤脑组织。

而监测大脑神经元整体活动的方法，同样存在缺陷。20世纪20年代，汉斯·伯格（Hans Berger）发明了脑电图（electroencephalograph, EEG）技术——将电极贴在头皮上，就可以记录10万多个神经元的整体电活动。EEG可以记录几毫秒内脑电波的起伏振荡，但无法监测单个神经元的活动。功能性磁共振成像（functional magnetic resonance imaging, fMRI）技术以非侵入方式记录整个大脑的活动，可以生成用明亮色块表示的活跃脑区图，但记录过程缓慢，分辨率也很低。每个图像单元，即立体像素（三维像素），包含了大约8万个神经元。还有，fMRI并不能直接追踪神经元电活动，而只能通过监测立体像素中的血流变化来间接表示神经活动。

要通过神经元活动来反映大脑活动的突显特性，研究人员需要新的探测设备来同时记录上千个神经元的活动。利用纳米技术制造的新型材料，可以对小于分子的尺度进行测量，也许可以应用于大规模神经元活动的记录。

目前，科学家已经制造出了这类设备的原型产品，在一片硅基材料上安置了10万个以上的电极，可以记录视网膜上数万个神经元的电活动。进一步改进技术以后，科学家应该能把这样的电极硅片"堆积"起来形成三维结构，缩小电极体积以避免组织损伤，延长电极长度以进入大脑皮层深处。使用这类设备，就有可能同时记录数万个神经元的活动，并且可以分辨出每一个神经元的活动特性。

电极记录只是追踪神经元活动的方法之一。近年来，科学家还开发出很多新的方法。生物学家开始借用物理学、化学和遗传学领域的新技术，实时观察清醒动物日常活动时神经元的活动。

未来的技术进展，在去年的一项研究中初现端倪。美国霍华德·休斯医学研究所珍妮莉娅研究学院的米莎·阿伦斯（Misha Ahrens），用幼年斑马鱼做了一次全脑显微成像研究。斑马鱼是神经科学家钟爱的研究对象之一，因为幼年斑马鱼全身透明，有利于科学家观察其内脏器官，包括大脑。这项研究中，斑马鱼的神经元经过基因改造，当神经元发出电脉冲，钙离子进入细胞内时，神经元就会发出荧光。用一种新型的显微镜照亮斑马鱼的整个大脑，并用相机进行连续拍摄，记录发光的神经元。

上述技术叫作钙成像（calcium imaging）——本文作者尤斯蒂最先使用这种技术记录神经回路的电活动，可以记录斑马鱼的10万个神经元中80%的神经元的活动。研究发现，即使处于休息状态，幼年斑马鱼神经系统的许多区域也在以一种神秘的方式不停地在活跃和静息两种状态间变化。自从汉斯·伯格发明EEG技术以来，科学家发现神经系统其实一直处于活跃状态。斑马鱼的实验说明，新的成像技术也许能帮科学家解决神经科学中的一个重大问题：大群神经元持续、自发放电的原因。

斑马鱼实验仅仅是个开始，科学家仍需要更好的技术来发掘神经活动和行为之间的对应关系。我们还需要开发新的显微成像技术，以便同时记录一个三维结构中的神经活动。此外，钙成像需要的时间太长，很难追踪神经元快速发放的电脉冲，也无法检测削弱神经活动的抑制信号。

神经生理学家正和遗传学家、物理学家及化学家一起，努力改进光学成像技术，希望能通过直接记录细胞膜电位的变化来观察神经活动。会随着电压变化而改变光学特性的染料，也许能起到比钙成像更好的效果——这些染料可以沉积到神经元上，或是通过基因工程技术直接整合到细胞膜上。这种技术叫作电压成像（voltage imaging），或许最终能帮助科学家记录整条神经回路上每个神经元的电活动。

不过，电压成像技术还处于起步阶段。化学家还需要改进染料，使它们在神经元产生电活动时更快地改变颜色或其他特征，同时还得保证这些染料不会对神经细胞造成伤害。分子生物学家也正利用基因工程方法，构建"电压感受器"的基因序列。拥有这些序列的神经元将会合成荧光蛋白，并把荧光蛋白输送到细胞膜的外层。当神经元的电压发生变化时，这些荧光蛋白可以迅速做出反应——根据神经元电压变化而改变荧光强度。

来自纳米技术领域的非生物材料也同样可以利用。除了有机染料和荧光蛋白，"电压感受器"也可以由量子点组成。所谓量子点，就是一些微小的半导体微粒，它们具有量子力学效应，研究人员可以精确调控它们的颜色或发光强度。再如量子光学中使用的另一种新型材料——纳米金刚石（Nanodiamond），它对电场的变化非常敏感——当神经元的电活动有所变化时，电场也会变化。纳米颗粒还可以与传统的有机染料或者荧光蛋白联合，形成"杂交"分子。当神经元的活动只能让有机染料或者荧光蛋白发出微弱的信号时，纳米颗粒就可以像天线一样放大这些信号。

"分子磁带"

将神经元活动可视化的另一个技术难点在于，如何将光线传向大脑深处的神经回路，再将产生的光信号收集回来。为了解决这个问题，神经学家开始同其他领域的科学家合作，比如计算光学、材料工程和医学等领域的研究者们，因为他们也需要以非侵入式的方法观察皮肤、头骨或计算机芯片等固体内部的情况。科学家早就知道，光线碰到固体对象后会发生散射，而理论上来说，散射出的光子可以反映出固体表面的细节特征。

比如，用手电筒照射手掌，光线穿过手掌后会非常散乱，无法告诉我们关于皮肤下面骨骼、血管的任何位置信息。但是，穿过手掌的光线并未完全失去有关传播路径的信息。这些散乱的光线会发生散射，继而相互干扰。用相机拍下光线相互干扰的模式，再用新的计算方法就能重构光线携带的信息。去年，美国科罗拉多大学博尔德分校的拉斐尔·皮斯顿（Rafael Piestun）和同事利用这种方法"看穿"了不透明材料。这种技术可以同其他光学技术结合起来，比如天文学家用来校正图片，消除大气对星光的影响的技术。这就是所谓的计算光学技术，可以帮助科学家将大脑深处的神经元放电时荧光蛋白或染料发出的光可视化。

这类新技术已有一些成功用于观测动物和人类大脑。凭借此类技术，科学家已经可以观测到大脑皮层1毫米以下的神经活动（事先需要移除一小块头骨）。通过改进，这类技术可能实现直接"看穿"颅骨。但是，光学透视成像仍然没有足够的"穿透力"让我们观察到大脑深处的情况。不过，最近发明的一项被称为显微内窥镜（microendoscopy）的新技术也许能在这方面帮上忙。神经放射学家将一根又细又软的管子从股动脉插入人体内，再操控这根管子深入到大脑等人体各个部位，安装在管子中的显微光导管就能发挥作用了。2010年，瑞典卡罗林斯卡学院的一个研究小组发

新方法

监听百万神经元

神经科学家需要更有效、伤害性更小的方法来观察大脑的神经回路——通过神经回路，电信号可以从一个神经元传到另一个神经元。有不少技术能帮科学家监测数千，甚至数百万个神经元的活动。其中，有些技术已经在使用，有些还只是初具雏形，它们将取代现有技术——目前的监测技术效率低下，精确度不高，而且经常需要插入侵入式的电极。

电压成像

这种技术需将染料置入神经元中，用来监测神经元的电活动。当接收到电信号，神经元细胞膜上的电压发生变化时，细胞内的染料就会发出荧光，附近的检测装置（图中未显示）将记录下荧光信号的变化。这种装置可以同时监控许多其他含相同染料的神经元的活动。

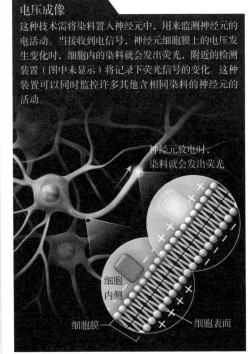

神经元放电时，染料就会发出荧光

细胞内侧

细胞膜

细胞表面

"DNA 磁带"

"分子磁带"是一种全新的技术。在这项技术的一种应用中，科学家会将序列已知的一条 DNA 链置入神经元内靠近细胞膜的地方，然后 DNA 聚合酶会以这条DNA 链为模板，组装一条新的 DNA，并与模板形成双链 DNA（左）。当神经元放电，钙离子从细胞膜上的开放通道涌入细胞内时，聚合酶将错误的核苷酸组装到新的 DNA 链上（右）。这一错误，可以通过测序被检测出来。

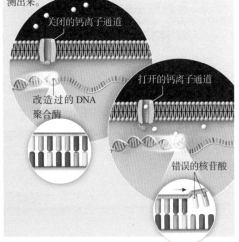

关闭的钙离子通道

打开的钙离子通道

改造过的 DNA
聚合酶

错误的核苷酸

明了名为"extroducer"的设备，可以让内窥镜安全地穿过动脉或其他血管，使得科学家使用各种成像技术和记录仪对整个大脑——而不仅仅是血管系统——进行监测成为可能。

电子和光子是记录大脑活动最常用的媒介，但并非是仅有的两种选择。DNA技术也可以成为监测神经元活动的有效手段，不过目前还处于起步阶段。本文作者中的邱奇就从合成生物学得到启发——这个领域的研究内容，是把生物材料当成机器零件一样组装在一起。随着技术的进步，科学家已经能通过基因工程手段，让实验动物合成一种"分子磁带"——当神经元变得活跃，这种分子能以特定的、可检测的方式发生改变。

在某种条件下，这种"分子磁带"可以由DNA聚合酶合成。（这种酶的功能原本是在DNA模板的引导下，把核苷酸组装成一条DNA链，与DNA模板形成双链DNA。）神经元放电时，钙离子内流，会使DNA聚合酶的工作出现错误，把不正确的核苷酸放到DNA链里。随后，实验动物大脑中每个神经元里有问题的DNA序列都可以被检测出来。一种名为荧光原位测序（fluorescent in situ sequencing）的新技术，可以显示DNA链上的各种错误——在给定体积的组织里，这些错误的发生方式，与神经元电活动的强度与时机密切相关。2012年，邱奇实验室利用一个可被镁、锰和钙离子改变的"DNA磁带"，显示了这种技术的可行性。

合成生物学未来的设想之一是制造出人工细胞，让它成为"哨兵"在人体内巡逻。经过基因改造的细胞可以作为生物电极（直径比头发细多了）放置于神经元附近，监测其放电情况。神经元的放电模式可被人工细胞内的纳米级集成电路——"电子粉尘"记录下来，后者会通过无线的方式，将收集到的数据传给附近的电脑。这些电子元件和生物学元件结合而成的纳米设备，可以由外部的超声波发射器驱动，甚至还可以直接从细胞内的葡萄糖、三磷酸腺苷等分子中获取能量。

操控神经元

要弄清楚大脑的那张巨大的神经网络中发生了什么，只给大脑"照相"可不够。

科学家需要随意操控某些神经元的活动，比如让它们放电或静息，这样才能弄清楚这些神经元的作用是什么。光遗传学是近年来神经科学领域常用的一种技术，科学家会从细菌和藻类中寻找对光线敏感的蛋白，然后把编码这些蛋白的基因插入动物的基因组，让动物们合成光敏蛋白。当通过光纤用特定波长的光线照射光敏蛋白时，这些蛋白质就会使神经元放电或者静息。运用这种技术，科学家已经可以激活与愉悦和其他奖赏感以及帕金森病患者运动能力受损有关的神经回路，甚至还成功地给小鼠植入了原本不存在的记忆。

对基因工程手段的依赖，意味着光遗传技术在短期内还很难在人体上进行测试，更别说用于治疗疾病。更有可行性的一个替代方案是，将神经递质（传递神经信号的化学物质）和一种名为"笼子"的光敏化合物接合起来。在光照条件下，笼子会解体，释放出有活性的神经递质。2012年，明尼苏达大学的史蒂芬·罗斯曼（Steven Rothman）和尤斯蒂的实验室合作，将γ-氨基丁酸——一种抑制神经元活性的神经递质——与钌元素形成的"笼子"接合，并置于大鼠的大脑皮层上。这只大鼠事先接受了化学物质的处理，被诱导出了癫痫症状。接着，向大鼠的大脑照射一束蓝光，让"笼子"释放γ-氨基丁酸，大鼠的癫痫症状明显得到缓解。最近，科学家正用类似的"光化学"方法，研究特定神经回路的功能。如果继续优化该技术，也许将来可以将它应用于治疗某些神经或精神疾病。

从基础研究到临床应用还有很长的路要走。每种大规模测量和操控神经活动的新方法，都必须经过从果蝇到线虫再到啮齿类动物的试验过程，最后才能用于人类。通过科学家的努力，也许在五年内，我们能够做到同时记录并且用光控制果蝇大脑中10万个神经元的活动。而监测和控制清醒状态下的小鼠大脑中的神经元活动，在最近10年内可能还无法做到。有些技术，如用细电极干预抑郁症或癫痫病人的神经回路，也许在几年内就能投入临床应用，而有些技术则还得等上10年或更长时间。

随着神经科学技术的日益成熟，研究者需要更好的办法来处理和共享海量的数据。对小鼠大脑皮层的所有神经元活动进行成像，一个小时就能产生300TB的压缩数据。不过，这绝不是无法完成的任务。同天文台、基因组研究中心以及粒子加速器类似，先进的神经科学研究设备可以获取、整合和分发这些海量的数据。正如人类基因组计划催生了生物信息学来处理和分析测序所得的数据一样，计算神经科学将能解码

操控神经元

安装神经开关

除了观察神经回路中的电流，科学家现在更希望能随意操控某个神经回路，这样才能了解如何控制特定形式的脑活动。总有一天，这些新兴技术将能消除癫痫发作和帕金森病人的震颤。这些技术中，有两个需要依赖光信号（下图）。

光遗传学技术

正如名称所示，光遗传学是将光信号和基因工程结合起来，激活活体动物的神经回路。首先，将产生光敏蛋白（这里是视蛋白opsin）的基因放入病毒中，再把病毒注射到动物大脑内，让病毒把基因转入神经元。因为经过了改造，这个基因只能在特定神经元中表达，合成视蛋白，并把视蛋白安置在细胞膜的表面。视蛋白是一个离子通道蛋白。通过插入脑内的光纤传入光信号，可以开启视蛋白通道，让离子涌入神经元，进而让神经元发放电脉冲。

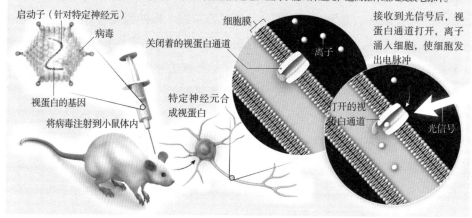

光化学技术

还有一种技术可以避免繁琐的基因工程，这就是光化学技术。病人先吃下一粒药丸，其中含有光激活分子（"笼子"），分子上结合有神经递质。当药丸成到达脑部后，通过内窥镜，或从颅骨外发射光脉冲，可让"笼子"解体，释放神经递质分子，后者会结合到神经元细胞膜的离子通道上，让通道打开，离子随即涌入细胞内。这些涌入的离子会使神经元放电，发出电信号。

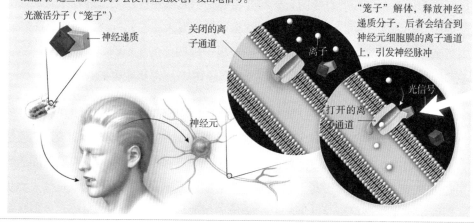

整个神经系统的运作。

分析来自大脑的海量数据不仅能让这些数据变得井井有条，也会给新理论的出现奠定基础，这些理论将解释看似杂乱无章的神经元活动，是如何形成认知、完成学习与形成记忆的。不仅如此，这项工作还可以验证一些此前无法验证的理论，证实或者推翻它们。一个有趣的理论就推测，一个活跃的神经回路中，很多神经元会以特定顺序放电，这种活动模式可能代表了大脑的某种突显特性——一个想法、一段记忆或一个决定。最近的一项研究中，小鼠需要穿过投射在屏幕上的虚拟迷宫，每当小鼠在某个岔路做出决定时，就会激活几十个神经元，这些神经元电活动的动态变化和前述理论的描述很类似。

深入了解神经回路还将改善阿尔茨海默病、自闭症等大脑疾病的诊断，也将有助于我们了解这些疾病的成因。医生将不再只靠外在症状来诊断和治疗这些疾病，还可以检测与这些疾病相关的神经回路在电活动上的变化，进而对神经回路进行矫正。而且，弄清楚了这些疾病的根源，还能给医药和生物技术行业带来经济利益。不过，和人类基因组计划一样，这些技术将面临伦理和法律问题。特别是，如果这类研究让人们找到了可以辨别或改变病人的精神状态的方法，就必须获得病人的同意，小心地保护病人的知情权和隐私权。

不过，这些大脑研究项目要想成功，科学家以及他们的支持者必须把重点放在神经回路活动的记录与控制上。美国的"脑计划"最初源于《神经元》杂志在2012年刊登的一篇文章。在这篇文章中，我们和其他同事一起倡议：物理学家、化学家、纳米科学家、分子生物学家和神经科学家应该长期合作，利用新技术监测、调控整个大脑回路的电活动，从而构建"大脑活动图谱"。

我们要说的是，尽管雄心勃勃的"脑计划"已经取得了一些进展，但我们不能忘记初衷——开发和构建新工具。脑科学研究的领域很广阔，"脑计划"很容易就会演变成一个复杂的"愿望清单"，充斥着神经科学众多分支领域研究者的各种兴趣。这样的话，"脑计划"最终会沦为各个实验室现有研究计划的补充。

如果真发生这种情况，就不大可能出现重大进展，当前的技术难题也无法得到解决。我们需要不同学科之间相互合作。要想开发新技术，同时监测整个大脑区域中数百万个神经元的电压变化，只有通过大量跨学科团队的通力合作和持续努力才能实现。获得的新技术应该掌握在类似天文台那样的大型机构手中，让整个神经科学研究界共享。我们有着足够的热情去开发新技术来记录、调控和解码大脑的电活动模式，弄懂大脑的"语言"。我们认为，如果没有新技术，神经科学将一直处于瓶颈状态，无法检测种种行为背后的大脑突显特性。只有理解和运用大脑的"语言"——电脉冲，我们才能弄清楚自然界中最复杂的"机器"到底是如何运作的。

扩展阅读

The Brain Activity Map Project and the Challenge of Functional Connectomics. A. Paul Alivasatos et al. in *Neuron*, Vol. 74, No. 6, pages 970–974; June 21, 2012.
The NIH Brain Initiative. Thomas R. Insel et al. in *Science*, Vol. 340, pages 687–688; May 10, 2013.

绘制大脑基因图谱

人脑的第一份详细的基因图谱让我们知道了人类与小鼠的差别有多么巨大，也让我们重新审视了灰质的工作原理。

撰文 / 埃德·雷恩（Ed Lein）

迈克尔·霍里利茨（Michael Hawrylycz）

翻译 / 朱机

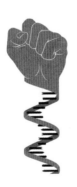

精彩速览

目前，科学家已经成功检测了六个人类大脑中的所有基因活动，绘制了这六个大脑的基因图谱。

在脑科学和医学领域，小鼠作为人类的替代者被广泛用于研究，但新的大脑基因图谱显示，人类大脑和小鼠大脑有着巨大差异。

大脑基因图谱和其他关于更细微大脑结构的相关研究一起，为一些神经疾病的病因及疗法研究提供了重要参考。

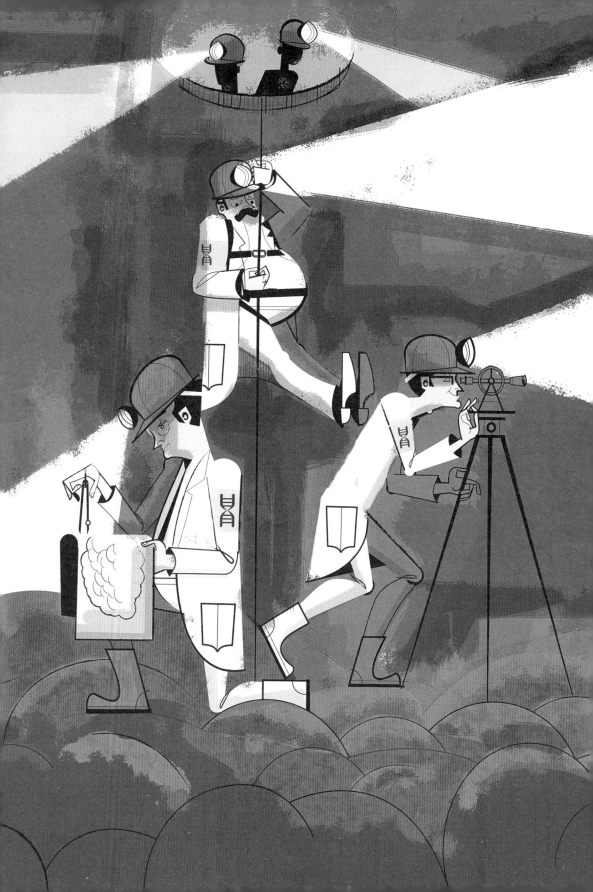

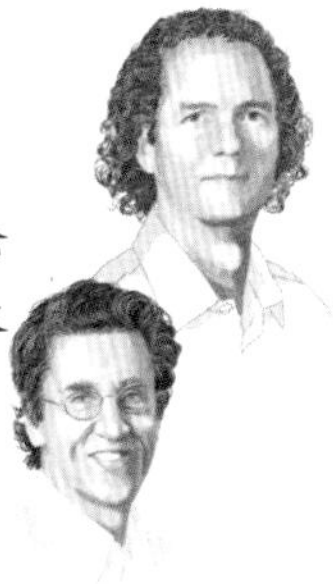

埃德·雷恩是神经生物学家（上图），**迈克尔·霍里利茨**是应用数学家，两人都任职于美国艾伦脑科学研究所。在绘制小鼠、恒河猴和人类的大脑基因图谱的工作中，他们都发挥着重要作用。

当你看到这几行字时，眼睛会扫过页面，然后看懂了这些字词句组合在一起是什么意思。同时，你的心脏正不断收缩、舒张，你的膈肌在起起伏伏控制呼吸，为了维持现在的姿势，你还收紧了背部肌肉，在意识和潜意识的控制下，你的身体执行了1 000多项任务，而这些任务都是在大约860亿个神经元，以及同等数量的支撑性细胞的协调、控制之下完成的——这些细胞，都存在于你的颅骨之内。

在神经科学家看来，即便是像看杂志这样简单的动作，都是非常奇妙的特技，代表着现今最难解的科学谜题之一：坦白来讲，科学家至今还没有弄清楚，人类的大脑是如何思考的，为什么猴子的大脑不能像人类一样进行推理？

神经科学家致力于大脑研究已有一个多世纪，但我们有时仍感觉自己就像刚登上新大陆的探险者。最早的"登陆者"绘制出了整体轮廓和分割界线。20世纪初期，德国科学家科比尼安·布洛德曼（Korbinian Brodmann）将切成薄片的人类大脑放到了显微镜下，开始仔细观察人脑灰质的最外层——大脑皮层。这一部位掌控着我们的绝大多数感知、思想和记忆。根据大脑皮层的局部结构和各种方法得出的细胞染色结果，他将大脑皮层分成几十个区域。

此后逐渐形成的一种观点认为，各个大脑区域分别负责特定的功能。有些神经科学家并不认同功能按区域划分这一理论。但随着新技术的涌现，分区模型再次流行。

17

功能性磁共振成像（fMRI）就是最重要的技术之一。通过这项技术，科学家可以看到，当人们在阅读、做梦甚至撒谎时，哪些脑区会更活跃一些。借助这一技术，科学家正在建立一种图谱——把他们观察到的结果与人类的真实行为对应起来。

不过，也有一种新观点认为，大脑更像是一个非正式的社交网络，并没有严格的分工。这种观点提出，一个神经元与其他脑细胞之间的连接，要比它所在的位置更能影响神经元的行为。无论哪个脑区，过去的经历和当前的刺激都会对其行为产生强烈影响。如果真是如此，我们可以预见，在一些执行大脑功能的脑区中，会存在一些相同的神经活动。要验证这一假说却不容易，因为大脑的神经回路很难追踪，而且人脑中有数百亿个神经元，这些神经元又形成了上百万亿个神经连接（即突触）。科学家已开展了数项计划，开发此类研究所需的新型技术工具。

2003年，人类基因组计划刚刚完成之时，我和艾伦脑科学研究所的同事认为这是一个好机会，我们可以利用这份包含了大约20 000个人类基因的基因组图谱以及快速发展的基因测序系统，从全新的角度来审视人类大脑——这或许可以告诉我们，上述两类观点谁对谁错。我们意识到，将遗传学工具与传统的神经科学手段结合起来，就可以深入未知的"丛林"——我们可以据此看出大脑中的基因组，哪些比较活跃，哪些处于休眠状态。我们期待通过这份基因图谱，会发现负责处理听觉的脑区与控制触觉、运动或推理的脑区，有着迥然不同的活跃基因。

我们的目标是用大约10年的时间制作一幅三维图谱，标示出在健康人及小鼠大脑中发挥作用的那些基因。（同时研究人类与小鼠的大脑是为了对比，科学家还想把猴子大脑的情况也纳入这一图谱。）这幅图谱会给我们提供一个非常有价值的标准——究竟怎样的大脑是正常的或至少是典型的，正如当初的人类基因组计划可以告诉我们，怎样的基因组是正常的一样。我们期待这一图谱可以加速神经科学的发展和新药研发的进程，同时帮助科学家探索人类的思维是怎么形成的。

对人类和小鼠大脑工作机制的研究，已经给我们带来了一些惊喜。最让我们感到惊讶的是，尽管每个人都是独特的，但不同大脑的基因活动模式却都比较相似。也就是说，虽然人与人不同，但我们的大脑都有着相同的基因活动图谱。不仅如此，我们还意外地发现，在每个个体的大脑中，左右半球的基因活动并没有太大的差别。还有

其他研究

大科学项目

目前，美国和欧洲已经启动了数项耗资巨大、预计耗时多年的计划，以求突破大脑那令人生畏的复杂性。在这些计划中，一些着重于追踪大脑的神经连接网络，另一些则是制作高分辨率的人类大脑3D模型，或是绘制人类或其他动物大脑中的基因表达（活动）图谱。

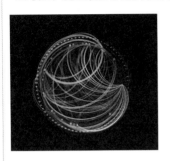

美国国防部高级研究计划局（DARPA）的SyNAPSE项目的目标是，用神经突触芯片构建数字化的人工大脑——包含100亿个电子神经元，100万亿个神经突触。2012年，IBM的一个团队报告称，他们在美国劳伦斯利弗莫尔国家实验室构建了一个概念验证式的超级计算机模型，拥有5 300亿个高度简化的神经元，以及137万亿个神经连接，最终他们让这个人工神经网络活跃了半秒钟的时间。
http://research.ibm.com/cognitivecomputing/neurosynaptic-chips.shtml

小鼠大脑连接图谱是美国艾伦脑科学研究所的一个项目。研究中，科学家改造了一种病毒，当神经元感染这种病毒后，会合成一种荧光蛋白。这样，科学家就可以跟踪观察神经元突起的延伸和分支，看它们是如何形成复杂的神经回路的。
http://connectivity.brain-map.org

非人灵长类大脑图谱（Non-Human Primate Brain Atlas）项目正在做的事情是，弄清楚恒河猴从出生前到四岁这一发育阶段，大脑中基

因的表达情况。该计划由美国国家卫生研究院（NIH）资助，也是由艾伦脑科学研究所执行。
http://blueprintnhpatlas.org

由德国、加拿大两国科学家联手开展的"大大脑计划"（Big Brain）以一位65岁妇女的大脑为原型，制作出了一个3D人类大脑，分辨率达到20微米，其精度足以看清单个细胞。
https://bigbrain.loris.ca

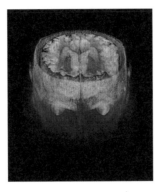

由NIH于2010年启动、多所大学加盟的人类连接组计划招募了1 200名健康成人（包括数百对双胞胎以及他们的非孪生兄弟姐妹）。该计划将汇集这些人的大脑成像图、基因序列以及行为模式，并建立相关数据库，为科学家提供参考。
http://humanconnectome.org

麻省理工学院的"EyeWire"可让大众参与脑科学研究，帮助科学家绘制神经回路。
http://eyewire.org

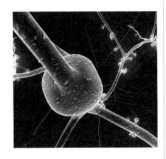

"蓝脑计划"（Blue Brain Project）始于2005年，由IBM和瑞士洛桑联邦理工学院的研究人员联合发起，目的是在超级计算机上用软件构建虚拟大脑。目前，研究人员已经模拟出针头大小的大鼠皮层柱，由大约10 000个分层的神经元组成。
http://bluebrain.epfl.ch

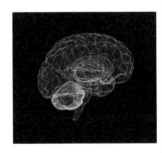

人类大脑计划是蓝脑计划的后继项目，由欧盟于2013年10月发起。此项10年计划预计耗资16亿美元，旨在创建"大脑研究的CERN（欧洲核子研究中心，因发现希格斯粒子而享誉全球）"，届时这一计划将拥有超强的计算能力，可与日内瓦近郊运行大型强子对撞机的粒子物理中心CERN媲美。
http://humanbrainproject.eu

一个重要的发现是，尽管在大多数神经科学研究和早期药物试验中，小鼠都被当作人的替代者，但最新的研究结果却清楚表明，在基因水平上，人类并非小鼠的放大版本那么简单。这一发现让我们怀疑神经科学以小鼠作为模型来研究人体是否合适。

从小鼠到人类

从未有人完整绘制过哺乳动物大脑的基因图谱。为了挖掘尽可能多的细节信息，我们由简单的对象开始，先从小鼠大脑着手。小鼠的基因数量和人类差不多，但它们的大脑容量大概只有人类大脑的三千分之一。

三年时间里，我们处理了100多万张小鼠大脑的切片，每张大脑切片都会用溶液浸泡，产生可见的标记物。在大脑切片上，只要结合了标记物的地方，就说明该处的某种基因表达过——即这个基因在发挥功能。基因首先会转录成RNA，这个过程是基因表达的一个中间步骤，而最终产物通常是一种蛋白质，可在细胞内发挥某种功能，比如作为酶催化某种生化过程，或者作为零件组成某种细胞机器。有时，基因转录产生的RNA无需翻译成蛋白质，就可以直接投入工作——科学家们已经发现了1 000多个这类非编码RNA。

除了让我们的研究技术得到提升外，这个小鼠计划还给了我们一些惊喜。跟人类一样，几乎每个小鼠细胞都含有一套完整的染色体，因此至少具有一套完整的基因。成熟细胞中，有相当比例的基因无论在什么时候都是"沉默"的，也就是说，它们不转录为RNA。但在2006年，当我们完成小鼠大脑的基因图谱时却看到，小鼠死亡后，80%以上的基因都在大脑的各个区域继续发挥着某种功能。（神经科学家知道，大部分情况下，基因活动通常会数小时变化一次，而且在动物死后还能维持数小时。因此，即便杀死小鼠，取出大脑，仍可继续研究小鼠大脑中的基因活动。）我们开始制订计划绘制人类大脑的基因图谱时，也想知道人脑是否也像小鼠大脑一样，会有如此高的基因活跃度，而且更重要的一点是，我们想看看人类大脑中的基因活动模式是否和我们在小鼠大脑中观察到的类似。

2009年夏天，我们拿到的第一份人类大脑样品，来自一位24岁的非洲裔美国人，他的家人捐献了他的大脑。利用MRI技术，我们得到了这个大脑的完整3D模型，然后冷冻保存。这些工作都是在捐献者意外身亡后的23小时内完成的——这个速度已经足够快，可以"锁定"捐献者大脑中的常规基因活动模式。除了有点哮喘外，这位美国人是很健康的。

为了处理这份大小是小鼠大脑3 000倍的样品，我们改用了另一种方法来检测基因表达情况。我们将冷冻大脑切成薄片，再进行染色和高精度成像。随后，解剖学家用激光采集显微样品。取样的位置，则是事先确定好的遍布全脑的900多个结构。接着，分子生物学家再用DNA微阵（DNA microarray）——检测这些样品，快速测量样品中转录自人类基因组中每个基因的RNA的含量（这里检测的都是可以编码蛋白的基因的RNA）。

我们将通过这种方法从第一份大脑样品中采集到的数据录入数据库。通过数据库，我们能够知道任何一个基因在那900个取样结构中的转录RNA分别有多少，进而可以知道在捐献者生前几小时内，该基因的活跃度有多高。当我们检查了一个又一个基因后，我们得到了一些令人激动的结果。现在，真正的探索可以开始了。

神经连接主导大脑行为？

我们在分析第一个人类大脑的数据时就发现，左右半球的基因表达情况几乎呈镜像对称。流行文化普遍认为，左脑擅长数学、语言等特定功能，而右脑对艺术、创造性思维等方面的贡献更多，但在大脑的基因表达水平上，我们却没有发现支持这种说法的证据。我们在检测了第二个大脑后得到了同样的结果。因此，后来我们又获得了另外四个大脑时，就只检测了每个大脑的某一个半球，这让我们在构建人类大脑的基因图谱时，节省了至少一年的时间。

和小鼠中的观察结果一样，绝大多数基因在六个人脑中都处于活跃状态——84%的基因都转录生成了不同种类的RNA。大脑承担的工作极其广泛，而基因图谱也显示，各个主要脑区的功能不同，发挥作用的基因也不一样。

我们研究的六个大脑有的来自男性，有的来自女性，有年轻人的，也有老年人的，

新发现

小鼠与人类，惊人的差别

　　本文作者及其同事发现，小鼠（下方）和成年人类（对页）的大脑中，基因表达模式具有显著差别，而在不同种族、年龄、性别的成人之间，大脑中的基因表达模式则相当一致。这里的网格图显示的是，人类与小鼠大脑在 100 多个不同位置的基因活动差异（具体请看本页下方的"如何看懂这张图"）。

小鼠大脑的基因图谱

人类 DNA 中，大概 90% 的编码蛋白质的基因也会以某种形式出现在小鼠的细胞中。作者检测了大约 1 000 个这样的基因，看它们在小鼠大脑中会有怎样的功能。结果，作者发现，在这些基因中，约三分之一的活动模式都与人类大脑中不一样。比如，我们可在图中看到，在大脑皮层以外的脑区，小鼠和人类所有基因的活跃程度都有明显差别。在药物试验和神经科学研究中，小鼠常作为人类的替代者，因此上述发现让科学家担心，在某些研究中，小鼠实验是否会带来误导性的结果。

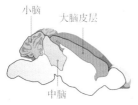

如何看懂这张图

和交通地图显示城市间的距离类似，这张图绘制的是大脑中不同区域间的"基因距离"，或者更确切地说，是不同脑区间，活跃程度有显著差别的基因的数量（基因活跃程度是指基因合成蛋白的数量的多少）。基因图谱上的每个位点，比如小鼠丘脑这一部分，是以行和列同时呈现的（只有小鼠核的列标注了，其他未标注）。在小鼠丘脑的这一行，每个点的大小和颜色都代表着某个基因在丘脑中的活跃程度与在其他区域（列所代表的区域）的差异。例如，从小鼠丘脑这一行开始的几个点可以看出，小鼠丘脑和小脑核之间，表达水平有明显差异的基因相对来说不是很多。

差异很小　········●●●●　差异很大

22

人类大脑的基因图谱

研究人员在分析人类大脑中的基因活动模式时，也有意外的发现。在进化上，大脑皮层比其他脑部结构出现得更晚一些，也是与人类特有的高级复杂功能（例如阅读、交谈、高级推理等）关系最大的部分。研究人员发现，在大脑皮层中，各个区域的基因活动相当一致（以较淡的色块表示）。控制运动的小脑同样如此。而在其他大部分脑区中，不同位置的基因，表达水平就有较大差异，比如海马、脑桥和延髓的基因活动就很不一样。这些脑区不光人类有，鸟类以及与人类亲缘关系非常远的其他脊椎动物也有，它们掌管一些较简单的功能，比如呼吸、饥饿感、睡眠等。

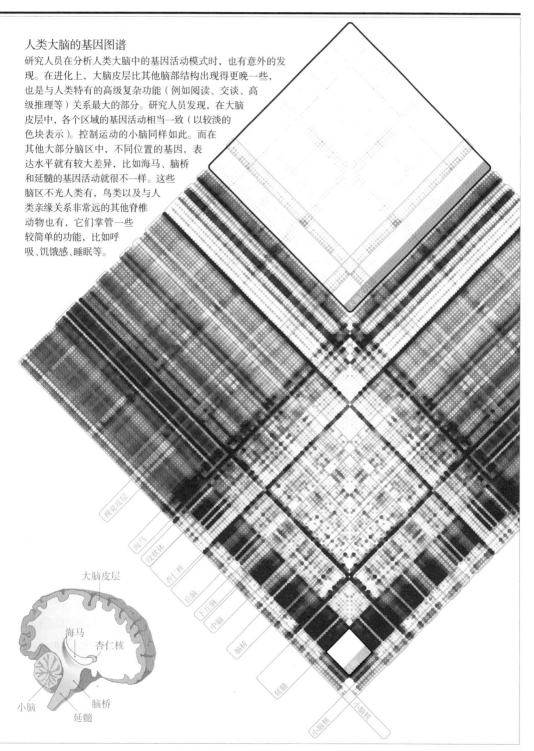

大脑皮层

海马　杏仁核

小脑　脑桥

延髓

视觉皮区

海马

交叉体

杏仁核

丘脑

下丘脑

中脑

脑桥

延髓

小脑核

小脑皮

有黑人、白人和拉美裔人的。有些人的大脑较大，有些较小。尽管有着种种差别，六个大脑的基因活动情况却高度相似。如果我们在其中一个大脑的某个部位发现某个基因产生了大量的RNA，那么在其他几个大脑中大多也是如此——97%的情况都是这样。

接下来，我们开始查看在大脑不同部位活跃的基因。例如，我们比较了中脑和大脑皮层中活跃程度很高的基因。神经病学家早就了解到，在大脑较原始的部位，如下丘脑、海马、脑桥等（这些部位负责管理体温、饥饿感、空间记忆、睡眠等），细胞会簇集成核团，不同核团之间的行为有着显著差别。我们发现，这些核团表达的基因大多不同。在这些原始的大脑结构内，细胞们同时表达着各种基因。

另一方面，大脑皮层无论是细胞结构还是基因活跃度，都呈现出另一种情况。大脑皮层由六层灰质构成，包含多种类型的大脑细胞。在进化上，大脑皮层出现得相对较晚，它在人类大脑中的占比，也远比其他动物中的大。人类行为和个体性格的复杂性和独特性，正是拜灰质所赐。我们自然会想了解：在大脑最有人类特点的这个部分，它所拥有的那些复杂功能是否源于不同皮层部位存在不同的基因表达？布洛德曼将皮层明确分成数十个小区，而我们本来预计，各个分区的功能不同，就是因为它们使用了不同的基因组合。

可是，基因图谱表明，答案并非如此：灰质中，无论细胞来自哪个区域，是哪种类型，其基因活动情况都高度相似。

我们确实发现每种皮层细胞都有不同的基因特征，但是，在不同的区域间，基因活动并不存在明确的界限——只有位于大脑后方、负责处理视觉信息的视觉皮层是个例外。而位于大脑基部的小脑和大脑皮层一样，也是在较晚阶段才出现的大脑结构，这里的基因活动同样高度一致。

显然，这些结果与来源于布洛德曼的观点——大脑皮层可按功能划分区域，并且不同的功能、行为都是由相应区域的基因控制的——是不相符的。相反，大脑的基因图谱支持另一种理论：基因决定了细胞的类型，也为不同类型的细胞提供了基本蓝图，使它们按照预定方式从内到外有序排序，组成皮层柱。但是，大脑皮层是由许许多多"标准的"皮层柱组成的整体，因此从总体看来，相对于利用基因活动的变化来让不同的区域执行不同的功能，大脑皮层的行为可能更多取决于神经元是以何种方式连接成神经回路，以及神经回路受到过怎样的刺激。

小于5%：猴子与人类的差异

我们选取了约1 000个基因，比较它们在小鼠和人类大脑皮层内的活动。结果，我们惊讶地发现，其中近三分之一的基因在表达水平上有较大差异。比如，有些基因在人类大脑皮层中是"沉默"的，但在小鼠大脑皮层中却是活跃的，很多基因的表达水平也有很大差异。

小鼠和人的相似程度是大是小的问题之所以重要，是因为几乎所有神经学实验与药物试验都会先在小鼠身上开展。啮齿类动物饲养成本较低，生长速度快，还便于做控制和检测。不过，在小鼠身上获得成功的疗法很少能直接转变为对人体有效的疗法。两个物种在基因表达上的差异，或许有助于解释这一现象。

让我们吃惊的是，从恒河猴身上得到的数据显示，它们的大脑中只有不到5%的基因表达明显不同于人类大脑。我们的合作者目前还在制作猴脑基因图谱，所以在我们取得更多数据后，5%这一数值可能还会有变化。但不管怎样，人脑和猴脑的基因活动是如此相似，这再次说明，大脑中神经元的连接方式，而非细胞中的基因活动差异，让人类具有了不同于其他物种的特性。还有一点非常明显，那就是我们要给研究人员和制药公司提供更详细的信息，让他们能分辨出，哪些药物靶标可以拿小鼠做试验，哪些需要在人类的亲缘物种上做试验。

我们在2007年公布了小鼠大脑的基因图谱后，已经有1 000多项研究用到了这一图谱。2010年，我们又向公众开放了人脑基因图谱的部分信息，即最初两个大脑样本的数据。我们下一步的工作是，给这份基因图谱补充更多的信息，提高分辨率，扩大图谱范围。

我们深知，只有弄清楚各个脑细胞的基因表达模式后，才能真正了解基因活动在大脑功能中发挥的作用。而要在人脑这么庞大而复杂的器官上完成这一工作，绝对是前所未有的挑战。好在层出不穷的新技术可以帮助神经科学家检测每个细胞中编码蛋白质的RNA。利用这些技术，我们还能检测出所有已完成转录的RNA，这也就可以弄清楚，那些不产生蛋白质的RNA（这类RNA被称为"基因组中的暗物质"）是否在大脑中起着重要作用。

为了让研究自闭症、阿尔茨海默病、帕金森病等大脑疾病的科学家可以更方便地使用大脑基因图谱，艾伦脑科学研究所已将我们的所有数据上传到网络上，供科学家免费使用——用免费软件Brain Explorer就可以点击查看这些数据。我们希望，大脑基因图谱能为其他的大脑研究铺平道路。

扩展阅读

Transcriptional Architecture of the Primate Neocortex. Amy Bernard et al. in *Neuron*, Vol. 73, No. 6, pages 1083–1099; March 22, 2012.

An Anatomically Comprehensive Atlas of the Adult Human Brain Transcriptome. Michael J. Hawrylycz et al. in *Nature*, Vol. 489, pages 391–399; September 20, 2012.

The Brain Explorer application and Allen Brain Atlas data are available online at **http://human.brain-map.org/static/brainexplorer**

大脑的
"定时系统"

大脑中，数百亿个神经元是如何相互协作来让我们感知这个世界，并对外界种种刺激做出反应的？对神经信号发出时间的精确控制，可能是候选答案之一。

撰文 / 特里·谢伊诺斯基 (Terry Sejnowski)
托比·德尔布鲁克 (Tobi Delbruck)
制图 / 肯·布朗 (Kenn Brown)
翻译 / 石小东

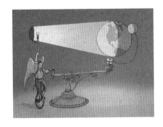

┤ 精彩速览 ├

　　大脑可以感知外部世界、思考问题，它的运作机制之精细，世界上任何电脑都无法与之媲美。

　　大脑之所以可以做到这一点，部分原因是，它能控制数百亿个神经元发出神经信号的时间。

　　眼睛看到一个花盆，会激活一群神经元，它们发出的神经脉冲会在短时间内激活大脑的特定区域——在那一刻，这个区域会感知花盆的特征。

　　把大脑中控制神经脉冲发放的"定时系统"研究清楚，不仅有助于更好地认识我们的行为，还有助于建造新型计算机和电子设备，使这些设备像我们的大脑一样，工作起来比传统机器更有效率。

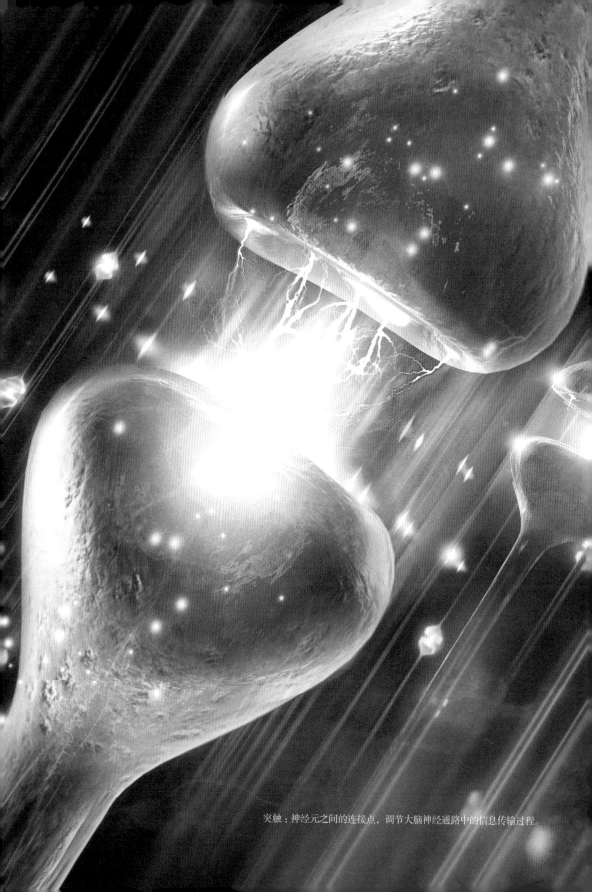

突触：神经元之间的连接点，调节大脑神经通路中的信息传输过程。

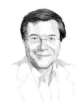

特里·谢伊诺斯基是美国霍华德·休斯医学研究所的研究人员，同时也是索尔克生物学研究所的弗朗西斯·克里克讲席教授，他掌管着该研究所的计算神经生物学实验室。

托比·德尔布鲁克是瑞士苏黎世大学神经信息学研究所传感器研究小组的领导者之一。

大脑中，数百亿个神经元是如何相互协作来让我们感知这个世界，并对外界种种刺激做出反应的？对神经信号发出时间的精确控制，可能是候选答案之一。

谷歌或者iRobot公司最好的机器人都不如我们的大脑。我们可以即刻把大量的经历和情感搜索一遍。无论是在光亮处还是黑暗中，无论是从斜上方还是从侧面，我们能立即辨认出父母、配偶、朋友或者宠物的面孔，这样一个任务，即使是安装了计算机视觉系统的最先进的机器人，也只能马马虎虎地完成。我们还可以毫不费力地同时完成多项任务：与熟人攀谈的时候，我们可以从口袋里取出手帕擦拭额头。然而，设计一个电子大脑，让机器人也能同时完成几个简单的动作，仍然只是一个美好愿景而已。

人类大脑中存在着数百亿个大脑细胞，这些细胞之间又形成了上百万亿个神经连接，其复杂程度丝毫不逊于当今的因特网，那么我们的大脑是如何完成各种任务的？一个答案是，大脑的能效相当高：当一个神经细胞和另一个神经细胞交流时，大脑所用能量仅仅是一台计算机完成同样工作所需能量的百万分之一。大脑拥有如此高的能效，进化很可能起了重要作用。

不过，大脑也有一些固有局限，因此只凭能效高，无法解释大脑如何完成这些任务。例如，大脑皮层上的一个神经元在接收到其他神经元的信号时，会在千分之一秒内发出一个脉冲作为响应。而这个响应速度比起计算机里起开关作用的晶体管的接通时间——十亿分之一秒，只能算是"蜗牛级"的。神经网络的可靠性也不高：一个信号从大脑皮层细胞发出后，只有20%的概率能到达"目的地"；如果这个信号要到达与发出细胞相距较远、没有直接连接的细胞，成功概率就更低了。

神经科学家还不完全了解，大脑如何从神经信号中提取有意义的信息。然而最近，我们和其他科研人员在这方面取得了一些令人兴奋的进展：我们发现了大脑如何有效地控制神经脉冲的发放时间，以便编码信息、快速解决计算难题。这是因为一群神经元几乎在同一时刻发放神经脉冲，要比同样规模的一群神经元，在不同时间发放神经脉冲携带的信息更多。

除了能让人们更加了解宇宙中最复杂的"机器"——大脑，这些研究的未来进展还可能催生全新的计算机。科学家已经构建了"神经形态"的电子通路，来模拟大脑信号网络的一些机制。如今，我们可以建造由100万个"电子神经元"组成的装置，而且还在筹划建造更大的系统。最终，研究人员将能够建造出运行速度远远超过现代计算机的神经形态计算机，而其功耗却要低得多。

从眼睛开始

和许多其他神经科学家一样，我们经常使用视觉系统作为我们的"实验平台"，部分原因是，我们对视觉系统中的基本神经连接已经了解得很清楚了。

不论是在视觉系统，还是大脑其他部位，科学家一直怀疑神经信号的发放时间是一个关键信息，大脑可以据此判断在神经网络中传递的信息是否有意义。不过，在过去几十年里，这种观点一直没有得到重视，因为只有对大脑的不同部位进行对比后，才能知道神经信号的发放时间重不重要，但在很长时间里，科学家一直无法同时监测一个以上的神经元的活动。但最近，神经系统计算机模型的研发，以及神经科学研究在理论和实验中得到的一些新成果，激起了科学家对神经信号发放时间的兴趣。他们认为通过研究这一问题，可以更好地了解神经元之间的交流。

大脑细胞可以接受不同时间尺度上的各种输入信号。比如，来自右耳的、微秒级的信号，必须和左耳的、发送时间稍有差异的信号协同一致。而与这些快速信号相对的，则是跟随血液缓慢流动的各种激素。不过,我们要讨论的最重要的信号还是神经脉冲,也就是通过神经元的短暂而急促的电压变化。细胞间交流中的即时响应都是由只持续数毫秒的神经脉冲来完成。一个神经元可能会同时接收到要求它发放脉冲以及不要发放脉冲的信号,如果前一种信号的数量更多,它就会发放脉冲。随后,神经脉冲就会沿着轴突(axon,类似于一根分支电线)传送,直到轴突的末端。在这里,神经信号以化学形式通过两个神经元轴突相互连接的地方(即突触),传递给下一个神经元。

在每只眼睛的视网膜上,都有上亿个光感受器来感知光线的变化。当入射光线经过数层神经细胞的处理后,视网膜后的上百万个神经节细胞就会把光信号转变成一系列神经脉冲,通过轴突传送到大脑其他部位,而这些部位又会向其他区域发送神经脉冲,最终产生有意识的感知。每个轴突可在一秒钟内携带数百个神经脉冲,但一般只有几个脉冲能沿着神经网络传送。你通过视觉感知到的所有外部信息——物体的形状、颜色、运动等,都被编码成了潮水般的神经脉冲,而要区分这些脉冲,正是靠它们的发放时间。

要弄清楚大脑的运作机制,同时监测多个神经元是关键一步,但正是这一步,一直是科学家面前的拦路虎。2010年,美国索尔克生物学研究所的齐齐尔尼斯基(E. J. Chichilnisky)和同事在《自然》杂志上报道了一项重要进展:他们同时记录到了猴子视网膜上数百个相邻神经节细胞发出的神经脉冲。这一进展使得追踪每个神经节细胞所对应的光感受器成为可能。拥有了同时记录多个神经元活动的手段,科学家或许就可以破译大脑信号。

多年来,研究人员使用过数种方法来破译视网膜发出的信号所代表的含义。有一种方法是记录一定时期内经过每个轴突的神经脉冲数量:数量越多,信号越强。神经脉冲发放频率的变化,蕴含了各种视觉信息,比如空间位置、光线的明暗、物体运动方位,上述每个特征的信息,都是由特定神经元群来传递的。

神经元发放神经脉冲的顺序,也蕴含了特定信息。比如,视网膜内的神经节细胞对光线强度非常敏感,当视觉场景发生变化时,这些细胞会向大脑其他部位发送神经脉冲。当多个神经节细胞几乎同时发送脉冲时,大脑就会觉得,细胞们是在对同一物体的某个方面做出响应。英国剑桥大学的著名神经科学家霍勒斯·巴洛(Horace

Barlow）将这种现象称为"可疑的巧合"。巴洛指出，视觉皮层上的每一个细胞都可能被物体的某一种物理性质（如物体的颜色或位置）所激活。当部分细胞在同一时刻发出脉冲时，这种同时激活的行为就是一个"可疑的巧合"，因为这种现象可能只会

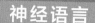

神经语言

大脑通讯

神经脉冲（神经元在数毫秒内产生的电压变化，这种变化会沿着轴突从胞体传到其他神经元）是大脑对一个事件做出即时反应的通讯信号。新的研究成果表明，神经元同步放电的时序赋予了大脑细胞网络高效性——这个网络是由神经元之间上百万亿个连接构成的。

❶ 一个神经元的胞体发出神经脉冲。

❷ 脉冲沿着轴突传送。

❸ 当脉冲到达突触，引起神经递质释放，神经脉冲进入一个树突（接收信号的神经元的分支）。

胞体
轴突
脉冲
突触
树突

❹ 来自不同突触的神经脉冲在接收信号的神经元的胞体中被整合。在传递信息方面，神经脉冲在同一时间到达接收神经元，要比这些脉冲随机到达更有效。

❺ 当胞体的电压超过阈值，神经元就会发出神经脉冲。

神经脉冲会在数毫秒内到达一个神经元，并使其放电。如下图所示。

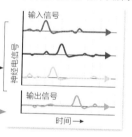

输入信号
神经电信号
输出信号
时间→

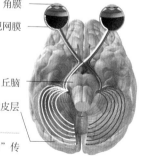

角膜
视网膜
丘脑
视觉皮层

眼睛告诉大脑什么

眼睛内的细胞对一个物体做出响应，发出神经脉冲，通过丘脑这个"中继站"传送到视觉皮层时，我们就"看到"物体。在特定时刻发出的脉冲代表着物体不同的性质，比如颜色、空间方位，当它们在视觉皮层被整合之后，就会产生对物体的整体感知。

在特定的时间，针对特定的物体发生。显然，脉冲的这种同步性会提醒大脑这些信号是值得注意的，因为这种同步现象的发生几率很小。

电子工程师们试图根据上述现象来构建一些效率更高的设备，这些设备记录视觉场景时，可以模仿神经元发放脉冲的时序规则。德尔布鲁克（本文作者之一）设计制造了一台摄像机，当场景的亮度发生变化时，这台摄像机就会发出脉冲信号。该摄像机可以抓拍快速移动的物体，而数据处理却很简单。

追踪视觉信号

新证据表明，视觉皮层通过处理时间线索来弄清楚眼睛看到了什么东西。视网膜上的神经节细胞不会直接向视觉皮层发出脉冲，而是通过深埋在大脑中央的丘脑神经元来传递信号。而丘脑收到信号后，必须激活大脑两个半球视觉皮层的上亿个细胞，才能将信号发送到更高级的脑区，对信号进行有意识的解读。

通过检测丘脑中继神经元与多棘星状神经元（位于视觉皮层的中层）间的连接，我们可以弄清楚，神经脉冲的哪种发放模式能以最高的效率激活视觉皮层中的细胞。1994年，目前任职于瑞士苏黎世大学神经信息学研究所的凯文·马丁（Kevan Martin）和同事重构了丘脑传向视觉皮层的神经信号，结果发现，在每一个多棘星状神经元上，只有6%的突触参与了这一过程。于是，每个人都想知道：这些微弱的、涓涓溪流般的视觉信号，是如何与视觉皮层各层上的神经元可靠地交流的？

皮层神经元对于信号强度的波动异常敏感，能在数毫秒内通过发放脉冲对此做出响应。2010年，谢伊诺斯基（本文作者之一）连同索尔克研究所的王西平（Hsi-Ping Wang）、唐纳德·斯班塞（Donald Spencer）以及亚利桑那大学的简－马克·费洛斯（Jean-Marc Fellous），构建了多棘星状神经元的详细计算机模型。他们的研究表明，虽然一根轴突上的单个神经脉冲无法激活一个多棘星状神经元，但是只要有四根来自丘脑的轴突传来的信号能在几毫秒内相继到达一个多棘星状神经元，这个神经元就会做出响应。接收到丘脑传来的信号后，视觉皮层也只需少量神经元发出神经脉冲，用以描述物体的轮廓或材质。每个多棘星状神经元都会有特定的敏感视觉信号，比如有

应用

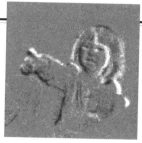
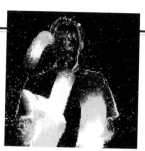

视网膜与新型摄像机

通过研究大脑的视觉机制，科学家发明了一种新技术。

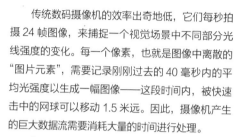

传统数码摄像机的效率出奇地低，它们每秒拍摄 24 帧图像，来捕捉一个视觉场景中不同部分光线强度的变化。每一个像素，也就是图像中离散的"图片元素"，需要记录刚刚过去的 40 毫秒内的平均光强度以生成一幅图像——这段时间内，被快速击中的网球可以移动 1.5 米远。因此，摄像机产生的巨大数据流需要消耗大量的时间进行处理。

为了提高效率，本文作者德尔布鲁克和同事开发了一种新型摄像机，该设备模拟了视网膜部分区域编码图像的方式。如同视网膜一样，这款摄像机被称为动态视觉传感器（Dynamic Vision Sensor, DVS），当某一像素发现了场景中的亮度在现有数值基础上变化时，摄像机只会记录发生变化的这部分场景。因此该摄像机可以去捕捉快速移动的物体，却只需处理少量的数据。

DVS 中，像素的行为类似视网膜上的某些神经节细胞——前者也可以在亮度发生变化时发放电脉冲。该摄像机可以在几微秒时间内记录光线强度

如果它移动，拍下它：DVS 只是捕捉场景中亮度在不同时刻发生变化的部分。比如在左图中，你可以看看这个儿童图像的鲜明变化：像素会变得更亮或者更暗。而右图中杂技演员抛扔的球，刚开始运动的发出红光，而运动放缓的则发蓝光。

的改变，所以 DVS 能比普通摄像机更好地追踪高速运动的物体（普通摄像机只能以毫秒级速度一帧一帧地来捕捉场景）。

由于 DVS 输出的数据较少，因此该摄像机对于任何运动的物体，不管是汽车、过往行人，或者是一个摔倒了爬起来的老人，都是一种理想的监测设备。由于运行速度快，DVS 可用于机器人、汽车以及传感器的制造。这种可以捕捉瞬间变化的技术，已经引起很多技术人员和设计师的注意。最近，美国康奈尔大学威尔医学院的一个研究小组和合作者报道了一种人造视网膜，能够用上述方法处理光信息。

些细胞接收到某个物体边缘具有特定方向的偏转时，它们就会以很高的频率发放神经脉冲。

20世纪60年代，哈佛大学医学院的戴维·休伯（David Hubel）和现任职于洛克菲勒大学的托斯腾·维塞尔（Torsten Wiesel）发现，只要刺激信号来自神经元感受野（receptive field，视网膜上的特定区域或范围，当这个区域受到刺激时，就能激活视觉系统中与这个区域有联系的各层神经元），视觉皮层上相关区域的每个神经元都会对它们"偏爱"的这种刺激信号做出强烈反应。对视网膜中心凹区的刺激做出响应

的神经元，感受野是最小的，大致与本页上的字母"e"的大小相当。可以认为，这些神经元是通过"吸管"来看世界的。20世纪80年代，加州理工学院的约翰·奥尔曼（John Allman）研究发现，来自感受野之外的刺激信号，能够改变神经元对感受野信号的响应，也就是使神经元发放脉冲的频率发生变化。这些外围的输入信号，使得神经元能对更广阔的视觉环境做出响应。

刺激一个神经元感受野周围的区域，对神经脉冲发放时间的精准度有着巨大的影响。最近，耶鲁大学的戴维·麦克考密克（David McCormick）、詹姆斯·马泽（James Mazer）和同事，记录了猫视觉皮层中单个神经元对一段反复播放多次的电影的反应。当他们将电影画面缩小，以使神经元被感受野发出的信号激活（此时，感受野周围的区域没有发出信号），这时神经元发出脉冲的时间会随机变化，且不精确。相反，当他们放大了电影画面，刺激到感受野周围的区域时，每个神经元发放脉冲的频率下降了，但发放时间却非常精确。

神经脉冲的发放时间对其他神经过程也很重要。一些证据表明，不同神经元在放电时间上的同步（不同神经元发出的脉冲代表物体的不同特征，比如颜色、方向），其实是把代表物体各种特征的信号组装起来，形成一幅完整的画面。代表"红色"的神经信号，与一个代表"圆形轮廓"的信号同步发出后，视觉皮层就能把这些信号合并，产生可以识别的花盆图像。

注意力与记忆

迄今为止，我们对视觉处理过程的追踪，已经从光感受器到达了视觉皮层的层面，但视觉系统是怎样对一个场景形成完整感知的，仍然还有很多问题没有解决。在视觉皮层上，接收视觉信号的神经元活动不仅会受输入信号的影响，也会受到神经元间兴奋和抑制等相互作用的影响。对于负责视觉感知的那些神经元来说，要让它们协同工作，最重要的一个因素就是，这些数量巨大、广泛分布的视觉皮层神经元要在低于100赫兹的频率上，自发、有节律地发放神经脉冲。

注意力作为认知能力的核心要素，也可能与神经脉冲同步发放的时间有关系。这种同步行为强调了我们的意识中某种认知或记忆的重要性。现任职于美国麻省理工学院的罗伯特·德西蒙（Robert Desimone）和同事的研究表明，当猴子注意到某一刺激时，大脑皮层上在γ波段（30～80赫兹）同步放电的神经元数量就会增加，放电频率也会上升。恩斯特·斯特伦曼神经科学研究所的帕斯卡·弗里斯（Pascal Fries）与德国马普学会发现的证据表明，在距离较远的大脑皮层区域间，也存在γ波段的神经信号交流。

还有些研究人员也注意到了γ波段的神经信号。他们发现，在精神分裂症患者和自闭症患者的脑电图中，这类神经信号的强度有所下降。美国匹兹堡大学的戴维·刘易斯（David Lewis）、索尔克研究所的玛格丽塔·贝伦斯（Margarita Behrens）及其他一些研究人员在研究这种信号为何会减弱时，追踪到了一种名为篮细胞（basket cell）的皮层神经元，这种神经元与邻近神经通路的同步放电有关。不管是被激活，还是受到抑制，篮细胞的活动一旦出现异常，γ波段的同步放电现象似乎就会受到抑制，这也许就是某些神经疾病的生理机制。有趣的是，精神分裂症患者不会产生某些视觉错觉，比如倾斜错觉（tilt illusion）。正常情况下，如果一条直线旁边有一条斜线，人们通常会错判这条直线的倾斜度。在前额叶皮层中，篮细胞导致的同步异常也许可以解释精神分裂症患者的思维障碍现象。

在记忆储存中，神经脉冲间的相对发放时间似乎与发放同等重要。特别是在大脑皮层中，神经元同步放电对于增强突触联系是至关重要的，而这个过程对于形成长时记忆特别重要。当突触一侧的神经元发出的神经信号使另一侧的神经元发出了更强的信号，我们就可以说，这个突触联系增强了。1997年，当时在德国马普医学研究所工作的亨利·马克拉姆（Henry Markram）和伯特·萨克曼（Bert Sakmann）发现了一种强化过程，这就是脉冲时间依赖性可塑性（spike-timing-dependent plasticity, STDP）。在这一过程中，突触一侧的神经元发出脉冲，以γ波段的频率传送到突触，这时突触另一侧的神经元就会在10毫秒内发出更强的脉冲。相反，如果突触后神经元在突触前神经元放电之前10毫秒内放电，那么这两个细胞间的突触联系就会减弱。

神经脉冲的同步发放对于记忆十分重要，其关键证据之一来自纽约大学的捷尔吉·布扎基（György Buzsáki）和其他科学家对海马的研究。海马是大脑中负责记忆的重要区域。在这个区域以及与其有相互作用的皮层区域上，频率在4到8赫兹（主要为θ波段）的脑电波的同步波动，会对神经元的电活动产生巨大影响。例如，当一只大鼠在实验中探索自己的笼子时，这类神经活动就会出现。这些 θ 波段的波动能够协调神经脉冲的发放时间，而且会对突触产生永久性的影响，最终导致神经元电活动的长期改变。

神经科学正处在一个转折点上，因为同时记录数千个神经元活动的新方法，有助于解释神经脉冲发放时序的关键模式，并产生了巨大的数据库来支持研究人员的工作。此外，光遗传学——用光来激活经过基因改造的神经元的技术，能够选择性地激活或者抑制大脑皮层中的神经元，这是弄清楚神经信号如何控制行为的关键步骤。总之，上述技术以及其他技术的出现，将帮助我们"窃听"大脑神经元的私语，破译越来越多的大脑语言。当我们破解了这些密码，我们不仅可以了解大脑的通讯系统，还可以建造机器来模拟大脑这一非凡器官的功能。

扩展阅读

Neuromorphic Sensory Systems. Shih-Chii Liu and Tobi Delbruck in *Current Opinion in Neurobiology*, Vol. 20, No. 3, pages 288–295; June 2010.

Terry Sejnowski's 2008 Wolfgang Pauli Lectures on how neurons compute and communicate:**www.podcast. ethz.ch/podcast/episodes/?id=607**

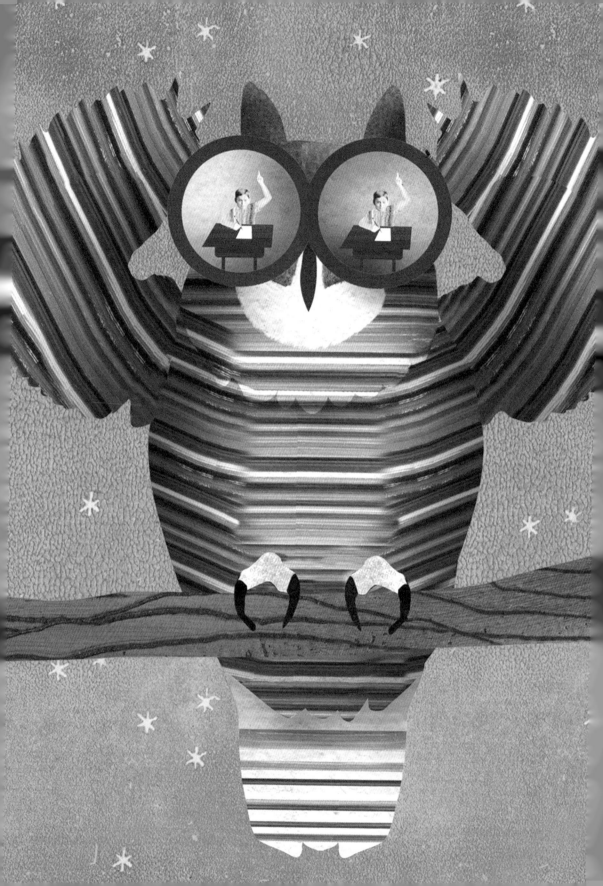

我们还能更聪明吗

人类的IQ越来越高，这或许意味着，我们和未来人类相比会显得很愚蠢。

撰文 / 蒂姆·福尔杰（Tim Folger）

翻译 / 郑奕宸

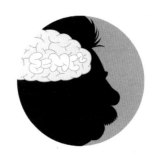

|精彩速览|

弗林效应是指最近一个世纪内人们的IQ得分不断上升的现象。

IQ得分不断上升的结论来自一些与文化背景无关的智力测试，比如图形搭配。

研究者认为，产生弗林效应的原因是，现代生活更加需要抽象思维。更加发达的思维所创造的技术使得智力持续发展，并由此产生良性循环。从目前的迹象来看，弗林效应还将继续存在下去。

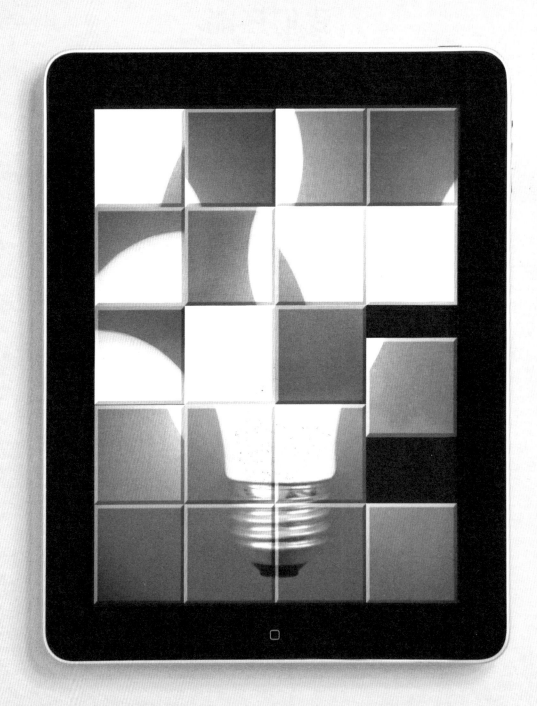

蒂姆·福尔杰是一名屡获殊荣的科学作家，也是《美国科学写作精选》（*The Best American Science and Nature Writing*）丛书的编辑。

28年前，新西兰奥塔哥大学的教授詹姆斯·弗林（James R. Flynn）发现了一个现象，至今社会学家们还在研究这个现象，这就是：从20世纪初以来，全球人类的IQ一直在持续增长。弗林调查了20多个国家的智力测试资料，发现IQ得分每年增长0.3点——也就是10年增长3点。此后将近30年的跟踪研究，证明了这一全球性变化的统计真实性，这个现象现在被称为"弗林效应"（Flynn effect）。目前，人类的IQ还在不断攀升。

"让我惊讶的是， 在21世纪这个增长还在持续。"弗林在他的新书《我们变得更聪明了？ 》（*Are We Getting Smarter*?）中说，"最新的资料表明，现在美国人的平均IQ还是和以前一样，每年增长0.3点。"

弗林效应最奇怪的特征之一是它的匀速性：既不会减慢，也不会暂停，只是稳定上升着。"就像被一只看不见的手牵引一样。"弗林说。俄克拉何马大学的心理学家约瑟夫·罗杰斯（Joseph Rodgers）分析了将近13 000名美国学生的测验成绩，试图发现在更短的时间尺度上有无弗林效应。"我们想知道5～10年之后，学生的成绩是否会上升。实际上，只要一年就会有。"罗杰斯说，"每年都有系统性的增长，1989年出生的学生会比1988年出生的学生考得好一点点。"

弗林效应意味着，子女的IQ平均会比他们的父母高10点。到本世纪末，如果弗林效应还在继续的话，我们后代的IQ将比我们高30点——这可是现在普通人和最聪明的

2%的人之间的差距。但这个趋势会继续下去吗？这个趋势会无限持续，使得未来的人都如今天的天才一般吗？还是说，弗林效应和人类智力都存在一个自然极限？

现代思维

当科学家们意识到弗林效应之后，他们很快就注意到，IQ的上升几乎全部来自智力测试中的某几个部分。其中一个测试——韦氏儿童智力量表（Wechsler Intelligence Scale for Children, WISC）有多个部分，分别测试不同的能力。人们可能很自然会认为，进步最大的在晶体智力部分（crystallized intelligence）——也就是在学校学到的那些知识。但是事实不是这样：测试中词汇和算术部分的成绩基本保持不变。

大部分的IQ上升来自与抽象推理有关的两个部分（见下页图）。其中一个部分考查"相似性"，比如这个问题——"苹果和橘子的共同点是什么？""都可以吃"这个答案的得分就没有"都是水果"高，因为后者给出的并不是简单肤浅的属性。另一部分则包括一系列有一定抽象关联的几何图形，而受试者要正确地分析出图形之间的关系。

弗林效应的一个悖论是，这些测验被设计为完全是非语言的和文化中立的，用来测量心理学家所说的"流体智力"（一种解决不熟悉问题的天生能力）。但是，弗林效应却清晰地表明，在全球人类中，某种环境因素影响了这个本该无关文化背景的能力。美国佛罗里达州立大学的心理学家安斯利·米切姆（Ainsley Mitchum）和马克·福克斯（Mark Fox），对智力测试分数在几代人中的变化做了详细的研究。他们猜测，人类抽象思维能力的进步，可能与我们理解事物更加灵活有关。

"大家都对电脑屏幕上的开始按钮很熟悉，但它并不是真正的按钮。"米切姆说，"我想对奶奶解释如何关机，我对她说'点开始按钮，然后选择关机'，她却拿着鼠标朝屏幕敲击。"

米切姆补充说，他的奶奶并不笨。但在她成长的那个世界里，按钮是可以真正按下去的，而电话不可以当相机用。包括弗林在内的很多科学家认为，上升的IQ并不意味着大脑本身的进步，而是我们的思想变得更现代化。这样的测试需要受试者具备区

智力测试

一种特别的聪明

如何测试 IQ？一个常用的测试是韦氏儿童智力量表，它包括多个不同的部分。有的部分测试儿童的词汇、算术能力和关于一般信息的知识——也就是成年人说的小常识。其他部分则测试儿童的认知能力。比如在相似性测试中，儿童需要找出词语之间的抽象相似性（比如"狐狸"和"兔子"）。只有在这类针对认知能力的测试中，分数才在不断上升。弗林效应表明，我们理解抽象概念的能力越来越强了。

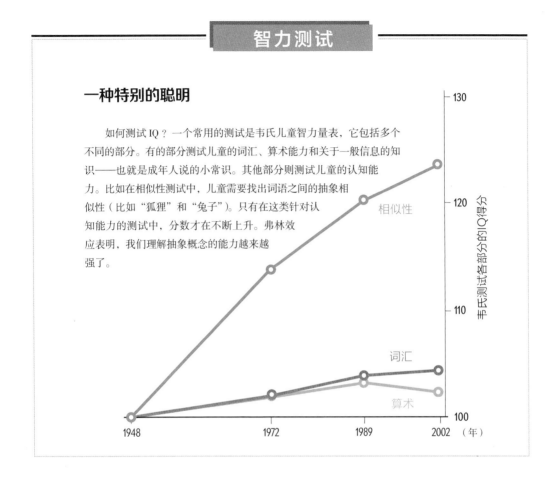

分抽象概念的类别的能力，并将这些概念联系起来。弗林说，在人类历史中，这一能力在上个世纪变得比以往任何时候都要有用。

"如果你不能给抽象概念归类，无法熟练运用逻辑，就不能真正熟悉现代社会。"弗林说，"苏联心理学家亚历山大·卢里亚（Alexander Luria）在20世纪20年代测试了俄罗斯农村的一群农民。他问他们，'在全年有雪的地方，熊都是白色的。北极全年有雪，那么那里的熊是什么颜色的？'农民回答，他们只看见过棕熊。他们并不会认为假设的问题有任何意义。"

这些农民并不愚蠢，只是他们的世界需要不同的能力。"我觉得最让人激动的并非是我们在IQ测试上得分的提高，"弗林说，"而是它阐明了人类思维在20世纪的变

43

迁史。"

依据对弗林效应的粗浅理解，会很快得出一些奇怪的结论。比如，如果只是简单地倒推，那么按照1990年的标准，1900年的英国人平均IQ只有70左右。"也就是说，那时的一个普通英国人接近弱智，连板球的规则都不能理解，"美国密歇根州立大学的认知心理学家戴维·汉布里克（David Hambrick）说，"这当然很荒谬。"

我们可能并不比先辈们聪明，但可以肯定的是，我们的思想已经改变了。弗林认为这一变化开始于工业革命时期。工业革命带来了教育大众化和家庭小型化，而且社会中农业相关的职业被技术类和管理类职业取代。工程师、电气技师、工业建筑师等新的职业不断产生，而这些职业需要掌握抽象的概念。同时，教育促进了更多的创新和社会进步。这样，在我们的思想与我们创造的技术所主导的文化之间，形成了一个持续的良性循环，而且这个循环不会很快结束。

大部分研究者都认同弗林的推测，也就是说，工业革命和技术进步是弗林效应最根本的原因。但是要确定具体的原因——可以让我们能够据以制定教育和社会政策来刻意增加这一效应——还是相当困难。教育的进步对IQ上升的贡献肯定不小。就在20世纪初，大部分美国人在学校度过的时间都还不到七年。而现在，大约一半的成人受过高等教育。

但是，受教育程度的提高并不能完全说明这一切。有些研究者推测，20世纪所发生的IQ上升，是处于智力正态分布曲线左侧的那些低分者的进步，这很可能是因为教育机会的增加。但美国杜克大学的乔纳森·韦（Jonathan Wai）和玛莎·普塔拉兹（Martha Putallaz）发表的一项最新研究表明，从最近20年中美国五、六、七年级学生所接受过的170万次测试来看，排名前5%的学生的得分与弗林效应预测的进步是一致的。韦说："这是我们第一次发现，整个智力分布曲线都在上升。"

根据韦和普塔拉兹的研究结果，由于智力正态分布曲线出现了整体变化，因此推动智力上升的文化因素应该以同样的程度，同时在影响所有人。在即将发表的一篇论文中，韦和普塔拉兹推测，复杂的电脑游戏乃至一些电视节目可能提供了一个练习场，有助于人们提升IQ测试所需的解决问题的能力。

对于罗杰斯来说，弗林效应的普遍性证明了寻找一个唯一的诱因是没有必要的："肯定有四五个重要因素能影响IQ，即使某些因素出现波动或影响力减弱，其他因素都能保持弗林效应。"儿童时期营养的改善、教育的普及、家庭小型化以及受过教育的母亲对孩子的作用，都可能是影响因素。"只要有其中两个因素存在，那么就算发生了第二次世界大战那样的事情使得另外两个因素消失，弗林效应也能继续保持。"他说。

思想进化

未来会怎样？ IQ会继续上升吗？我们唯一能肯定的是，周围的世界将继续被我们的行为所改变。

弗林喜欢用一个技术现象来比喻思想和文化之间的长期互动。"1900年的汽车很慢，因为道路非常糟糕，"他说，"简直能把人震碎。"但是道路和汽车共同进步了。道路状况的改善使得汽车也进步了——更好的道路促使工程师设计出更快的汽车。

我们的思想和文化之间也存在一个类似的反馈循环。我们正在创造一个让信息以不可思议的速度积累并传播的世界，这甚至在数十年前都是不可想象的。任何技术的进步都要求思想能够适应这一变化，而思想的变化又进一步重塑了世界。弗林效应在本世纪似乎不太可能停止，这预示着在未来，你我都将会被认为是极度古板和死脑筋之人。

当然，我们思想的改变，并不单单只是IQ测试展现出的那些。"人们的反应速度在变快——我很肯定。"汉布里克说，"在典型的反应时间测试研究中，一般来说，如果某人的反应时间不到200毫秒，那这样的结果是不会被研究人员采纳的，因为人们曾认为，人类最快的反应速度需要用时200毫秒。但是，如果你问问做这类研究的人就会发现，现在他们不得不抛弃更多的测试结果了，人们在测试中的反应速度在变快。我们发短信、打电脑游戏——这些需要快速反应的事情越来越多。我想如果有足够多的数据的话，我们将在反应速度方面看到类似弗林效应的现象。"

我们或许不需要对弗林效应这样的现象感到惊诧。这个现象如果消失，才会令人不安，因为这意味着我们不再对我们创造的世界做出反应。弗林效应本身不是好事，也不是坏事——它只是我们适应环境的能力的反映，这种能力既让我们创造，也让我们破坏。如果我们足够幸运，或许我们能创造出一个让我们越来越聪明的世界——我们的后代或许会想，以前的人头脑怎么那么简单。

扩展阅读

Flynn's Effect. Marguerite Holloway in *Scientific American*, Vol. 280, No. 1, pages 37–38; January 1999.
Solving the IQ Puzzle. James R. Flynn in *Scientific American Mind*, Vol. 18, No. 5, pages 24–31; October 2007.
Are We Getting Smarter? Rising IQ in the Twenty-First Century. James R. Flynn. Cambridge University Press, 2012.

我们的记忆由谁编码

> 每一个概念——我们接触过的每一个人、每一件事，可能对应着特定脑区中的一小群神经元。这些"概念细胞"是我们的记忆、思维以及认知能力的基础。

撰文 / 罗德里哥·奎罗格 (Rodrigo Quian Quiroga)
　　　伊泽克·弗赖特 (Itzhak Fried)
　　　克里斯托弗·柯赫 (Christof Koch)
翻译 / 陆惠民
审校 / 郭爱克

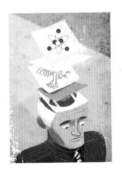

---| 精彩速览 |---

　　记忆是如何存储的？神经科学家争论了数十年，至今没有定论。一种理论认为，单个神经元掌管着特定的记忆，例如，关于你的祖母或某个影星的记忆。

　　另一种理论认为，记忆分布式地存储在数百万神经元中。但是，最近的许多大脑外科手术实验似乎表明，只有特定脑区中小规模的神经元群负责记忆的编码。

　　同时，这些小规模的神经元群一专多能，它们可以记忆一个事物的方方面面，例如祖母的肖像、体型，或者某个好莱坞影星（比如詹妮弗·安妮斯顿）的正面像、侧面像甚至嗓音。

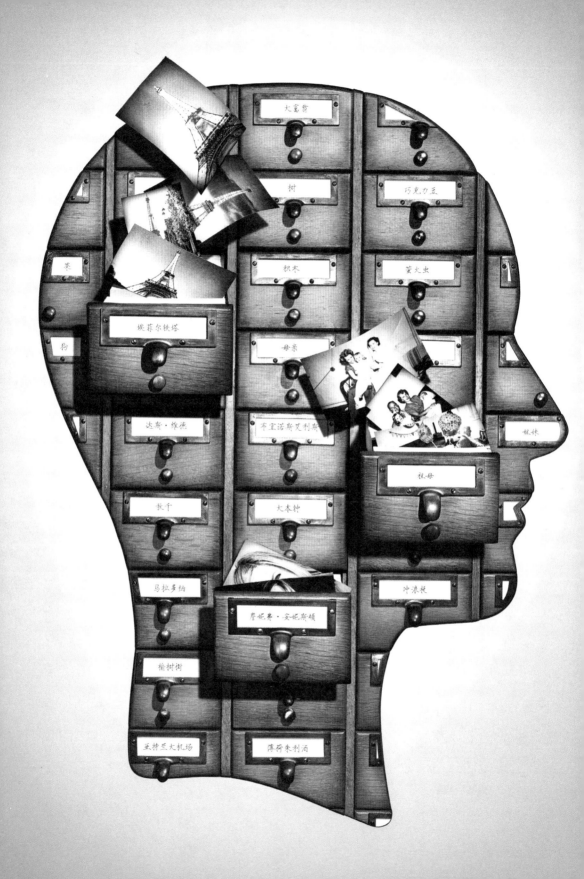

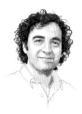

罗德里哥·奎罗格是阿根廷人，英国莱斯特大学教授，也是该校生物工程研究小组负责人。他是最近出版的《博格斯与记忆：走近人脑》（*Borges and Memory: Encounters with the Human Brain*）一书的作者。

伊泽克·弗赖特是美国加利福尼亚大学洛杉矶分校大卫·格芬医学院神经外科教授、癫痫手术研究项目负责人。他也是以色列特拉维夫索拉斯基医学中心和特拉维夫大学的教授。

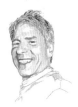

克里斯托弗·柯赫是美国加州理工学院认知和行为生物学教授、西雅图艾伦脑科学研究所的首席科学家。

从前，俄罗斯有一个著名的神经外科医生，叫作阿卡赫·阿卡赫维奇（Akakhi Akakhievitch）。有一个古怪的病人，希望阿卡赫维奇帮他彻底忘掉他那专横讨厌的母亲。阿卡赫维奇答应了他的请求，打开病人的头颅，一个一个地剔除了数千个神经元，这些神经元都与病人对他母亲的记忆有关。术后，病人从麻醉中苏醒，奇迹出现了，病人失去了所有关于他母亲的记忆，不管是好的还是坏的记忆。阿卡赫维奇对手术的成功感到非常欣喜，高兴之余，他决定开始下一项研究——找出那些与对祖母的记忆有关的神经元。

这个故事当然是虚构的。1969年，神经科学家杰里·莱特文（Jerry Lettvin，已故）在麻省理工学院演讲时，讲述了这个故事，用来阐述他那个后来被戏称为"祖母细胞"（grandmother cell）的理论。莱特文认为，我们日常的每一种意识体验、思维以及记忆，不管是对于某个亲戚朋友，还是其他任何人或者物，都只有大约18 000个神经元与之对应。不过，莱特文后来既没有进一步证明也没有放弃他的大胆假设，而40多年来，科学家对"祖母细胞"理论也一直有不同看法。

认为神经元以一种非常具体而明确的方式存储记忆的观点，可以追溯到19世纪末威廉·詹姆斯（William James）提出的所谓"教皇细胞"（pontifical cell）的理论。该理论认为，人们的意识就是由"教皇细胞"产生的。但是，不管是"祖母细胞"假说还是"教皇细胞"假说，都与当时的主流理论——即诺贝尔奖得主查尔斯·谢灵顿（Charles Sherrington）在1940年提出的"百万神经元大民主"（a millionfold democracy）的理论——相悖。这一主流理论认为，对任何人和事物的感知，都要依靠亿万神经元的大协作来完成。在这种情况下，任何单个神经元的活动都毫无意义，只有大规模神经元群体的合作才能创造意义。

大脑是如何存储一个特定概念的？是通过为数不多的神经元（例如几千个，甚至更少的神经元）来存储，还是动用大量神经元（数以亿计的神经元）分布式地存储在整个大脑中？神经科学家在这个问题上一直争论不休。不过，这种争论也带来了好处，让科学家对记忆和有意识思维有了新的理解。有趣的是，在此过程中，好莱坞还帮了一点忙。

对女明星放电的神经元

几年前，我们与加布里埃尔·克赖曼（Gabriel Kreiman，现在是美国哈佛大学医学院的副教授）和莱拉·雷迪（Leila Reddy，现在是法国图卢兹脑与认知中心的研究员）合作，完成了一次不寻常的实验，在一个病人大脑的海马（与记忆有关的一个脑区）中发现了一个非常有趣的神经元。这个神经元只会对美国女明星詹妮弗·安妮斯顿的图片产生强烈反应，而对其他事物（数十个其他男明星、社会名人、场所或动物）的图片无动于衷。在另一个病人的海马中，也发现了一个特殊的神经元，只在女明星哈莉·贝瑞（Halle Berry）的图片出现时放电，甚至计算机屏幕上显示贝瑞的名字时也会放电，而对其他事物保持沉默。还有一个神经元只对女明星奥普拉·温弗雷（Oprah Winfrey）有反应，当出现她的图片，或者计算机屏幕上显示她的名字并由计算机合成语音读出时，这个神经元就会放电。此外，科学家还发现一个神经元，只有在出现天行者卢克（Luke Skywalker，电影《星球大战》中的角色）的图片，或者计算机屏幕上显示他的名字并将其读出时放电。类似的例子还有很多。

通过直接记录单个神经元的放电情况，就可以实现这类观察研究。另外一些更常用的技术，例如大脑功能成像技术，可以观察受试者在执行一个特定任务时整个脑区的活动情况。大脑功能成像可以追踪大脑中兴奋区域（通常包含几百万个神经元）的整体能耗情况，但是无法分辨一小群神经元的活动，更不用说单个神经元了。为了记录单个神经元发放的电脉冲，需要在大脑中植入比头发还细的微电极。这种技术不像大脑功能成像那样常用，只有在特殊的治疗过程中，才会将微电极植入病人大脑中。

在治疗癫痫病人时，偶尔会有这样的机会。当病人的癫痫强烈发作，普通的治疗又无法控制症状时，就需要进行手术治疗。在某些情况下，切除癫痫病灶是可行的，甚至有可能使病人治愈。手术前，医生需要通过各种技术对癫痫发作的起点位置和病灶进行精确定位。当然，医生会首选非侵入性技术，如大脑功能成像，来进行手术前的评估性检测，综合考虑各项检测指标，并通过病人头皮的脑电图记录分析病理性的神经电活动（癫痫发作时，大量神经元同步密集放电）。但有时，依靠非侵入性技术不足以对癫痫病灶进行精确定位，此时，神经外科医生就只能求助于微电极。他们将微电极深植于病人大脑中，并让病人留院观察，以便持续监测病人的大脑活动，再根据监测数据分析癫痫情况。

在病人留院观察期间，有时科学家会邀请病人作为自愿者参加研究性实验，让他们完成多种认知任务，同时监测他们的大脑活动。在美国加利福尼亚大学洛杉矶分校，我们使用了一种独特的技术，将非常纤细的金属丝引导的柔性微电极植入自愿者大脑进行记录。该技术由弗赖特发明，他在加利福尼亚大学洛杉矶分校领导着一个癫痫手术研究项目，并与世界各地的科学家进行合作，包括美国加州理工学院柯赫的研究组，以及英国莱斯特大学奎罗格实验室的科研人员。利用这项技术，我们得以直接记录大脑在执行不同任务时单个神经元的放电情况——实验中，病人注视着笔记本电脑屏幕上显示的图像，进行回忆或者执行其他任务，我们则连续不断地监测病人神经元的活动。正是在这一研究中，我们发现了"詹妮弗·安妮斯顿神经元"，而且我们的发现也在不经意间重新点燃了莱特文的"祖母细胞"理论所引发的争论。

重新认识"祖母细胞"

　　像"詹妮弗·安妮斯顿神经元"这样的神经细胞，会不会就是科学家长期争论的"祖母细胞"呢？为了回答这个问题，我们必须首先给"祖母细胞"下个精确的定义。对于"祖母细胞"假说，一种极端的解释是，一个神经元对应一个概念。但是，既然我们能够找到一个单独的神经元，它只对詹妮弗·安妮斯顿兴奋，那么我们就有理由推断，必定还有更多的"詹妮弗·安妮斯顿神经元"，因为在数百亿个神经元中找到一个，而且是唯一的特定神经元的概率几乎为零。此外，如果只有一个神经元负责处理与詹妮弗·安妮斯顿有关的全部信息，那么万一这个神经元因疾病或意外而受到损坏，有关詹妮弗·安妮斯顿的全部记忆岂不荡然无存，这怎么可能？

　　对于"祖母细胞"假说，另一种不太极端的解释是，任意一个概念都有若干神经元与之对应。这种解释可能是合理的，但很难证明，甚至不可能证明。因为我们不可能将所有的概念都尝试一遍，从而证明某个神经元只对某一个概念放电。事实上，相反的例子却很多，我们经常会发现一些神经元，它们可以对不止一个概念放电。因此，如果在某次实验中发现一个神经元只对一个人放电，那我们也无法排除它可能还会对其他刺激放电，只不过我们在实验中并没有使用这种刺激罢了。

　　例如，在找到"詹妮弗·安妮斯顿神经元"的第二天，我们进行了重复实验。这次实验中，我们使用了很多与她有关的图片，结果发现"詹妮弗·安妮斯顿神经元"还会对丽莎·库卓（Lisa Kudrow，与詹妮弗·安妮斯顿一起出演过电视剧《老友记》，两人都凭此剧而成名）放电；对天行者卢克有反应的那个神经元，也会对尤达（Yoda，电影《星球大战》中的角色，与天行者卢克一样也是一名绝地武士）放电；另外有一个神经元对两个篮球运动员兴奋；还有一个神经元对本文作者之一的奎罗格及其合作者兴奋，这些人都与加利福尼亚大学洛杉矶分校那位自愿参加实验的病人有过接触，凡此种种。尽管如此，人们仍可以认为，这些神经元就是"祖母细胞"，只不过能让它们兴奋放电的对象不止一个：电视剧《老友记》中两个金发碧眼的女明星、电影《星球大战》中的绝地武士们、篮球运动员们，或者与病人一起做实验的科学家们。因此，这些细胞是不是"祖母细胞"的问题，似乎就变成了是否对定义进行扩展的一个语义问题。

暂且撇开语义方面的讨论，我们先来关注这些"詹妮弗·安妮斯顿神经元"的一些关键特征。首先，我们发现，这类神经元的兴奋非常有选择性，每一种都只对展示给病人的一小部分社会名人、政客、亲戚或地标建筑的图片兴奋。其次，这些神经元中的每一个都可以对特定人物或场所的多种表达形式兴奋，而与图片的具体视觉特征无关。事实上，一个神经元可以对同一个人的各种图片，甚至他的名字（无论是书写的，还是朗读的）产生类似的兴奋反应。就好像这个神经元以它的放电模式告诉我们，"我认识詹妮弗·安妮斯顿这个人，不管你用什么形式进行展示：她穿红衣服的图片、她的轮廓、书写出来的她的名字，甚至大声喊出她的名字都可以"。这种神经元似乎是对确定的概念放电——不管这一概念是通过哪种形式来表达。因此，将这些神经元称为"概念细胞"（concept cell），而不是"祖母细胞"，可能更恰当。"概念细胞"有时也会对多个概念兴奋，这种情况下，多个概念往往是密切关联的。

概念编码

要理解为数不多的神经元与一个特定概念（如詹妮弗·安妮斯顿）之间如何关联，首先需要了解一个复杂过程——在日常生活中，我们的大脑如何获取和存储大量的人和事物的图像信息。眼睛看到的信息首先通过眼球后的视神经，传入位于后脑的初级视皮层（primary visual cortex）。这里的神经元对图像的某些微小细节放电。每一个神经元就像数字图像的像素点，或者画家乔治·修拉（Georges Seurat）的点彩画中的一个彩色点。

单个神经元并不能告诉我们，它所接收的细节对应的是一张脸、一杯茶，还是埃菲尔铁塔，或者其他什么图像。但是，每一个神经元的信息都是整体图像的一部分，它们组合起来就会产生一幅美丽的图像，就像是《大碗岛的星期日下午》（*A Sunday Afternoon on the Island of La Grande Jatte*，乔治·修拉的代表画作）那样。如果图像稍有变化，图像的某些细节也会改变，此时，初级视皮层上神经元群的放电也会相应地改变。

大脑需要对感觉信息进行加工，以获取比图像更深层的信息——它必须识别目标，并将其整合到已知的概念中。从初级视皮层开始，由图像触发的神经元活动依次

53

经过大脑皮层上的一系列区域，向大脑前额区蔓延。在这些更高级的视觉区域，单个神经元对整个人脸或物体放电，而不是局部的细节。在这些区域，只需要一个神经元就能告诉我们，图像到底是一张人脸，还是埃菲尔铁塔。如果稍微改变图像，例如移动一下图像的位置，或者改变一点灯光，图像的细节特征就会变化，但是这些神经元似乎并不介意图像细节的轻微改变，它们的放电情况几乎保持不变，这种性质称为"视觉不变性"（visual invariance）。

高级视觉区域的神经元将它们的信息传递到内侧颞叶（medial temporal lobe）——海马及其周围的皮层，这些区域与记忆功能有关，我们也正是在这里发现了"詹妮弗·安妮斯顿神经元"。海马神经元的反应比高级视皮层的神经元更具特异性。每一个海马神经元都只对某个特定的人放电，或者更确切地说，对那个人所对应的概念放电：不仅是脸或者外表的方方面面，还包括与此人有紧密关系的各种属性，比如这个人的名字。

我们试图弄清楚，在大脑中，编码概念的神经元的稀疏程度到底如何？换句话说，多少个神经元的放电可以代表一个特定概念。显然，我们无法直接测出这种神经元的数量，因为我们无法在一个给定脑区中记录所有神经元的活动。不过，本文作者柯赫曾经和斯蒂芬·韦杜（Stephen Waydo，当时还是加州理工学院的一名博士研究生）一起利用统计学方法估算出，在内侧颞叶，一个特定概念只会触发不到100万个神经元放电，而这个区域大约有10亿个神经元。而且，考虑到研究人员在实验中使用的图片是病人非常熟悉的，这往往会使更多神经元放电，所以100万应该是一个上限，实际上表示一个确定概念的神经元的数量，可能只有前者的1/10，甚至1/100——确切数字可能与莱特文猜测的18 000差不多。

也有人持相反的观点，他们认为，大脑并不是通过一小群神经元对概念编码，而是分布式地编码，也就是很多神经元共同参与。因为如果每个概念都用数以万计的神经元来编码，那大脑可能没有足够多的神经元来表达所有概念以及这些概念的变化情况。比如，我们大脑中的神经元是否可以多到（即使按稀疏编码的方式）能编码出祖母微笑、织补衣服、喝茶或在公交车站等人的样子，还有英国女王问候民众以及天行者卢克童年时在塔图因星球（Tatooine）与达斯·维德（Darth Vader）打斗等情景。

概念细胞

对记忆编码

在大脑中，记忆如何编码？神经科学家提出了两种对立的理论，但一直没有定论。一种理论认为，每一个记忆——例如天行者卢克的图像——都是零散地分布式存储在数百万甚至数百亿个神经元中。近年来，另一种理论已经得到更多科学家的认可。这种理论认为，神经元对记忆的编码是"稀疏"的，大约几千个神经元就可以表示一幅图像。当卢克的图像出现时，不管距离远近，这些神经元中的每一个都会兴奋。这群神经元中的一部分（不是全部）也会对与卢克有关的另一个角色——尤达的图像兴奋。与此类似，另一群神经元会对女明星詹妮弗·安妮斯顿的图像兴奋。

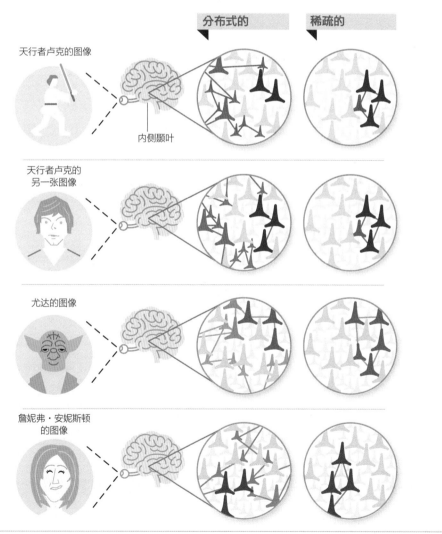

分布式的　　　稀疏的

天行者卢克的图像

内侧颞叶

天行者卢克的
另一张图像

尤达的图像

詹妮弗·安妮斯顿
的图像

为了回答这个疑问，我们首先要考虑的是，一个人能够记住的概念通常不超过1万个。与内侧颞叶拥有约10亿个神经元相比，1万个概念并不算多。另外，我们有理由认为，对概念进行稀疏编码和存储是非常高效的。内侧颞叶的神经元并不关心一个概念的不同情况，例如，它们不关心卢克是站着还是坐着，它们只关心输入的信息是否与卢克有关。这些神经元只对概念本身放电，而与概念的具体表现形式无关。对概念的抽象化——神经元可以对"卢克"这个概念的所有表现形式放电——减少了神经元需要编码的信息量，而且使得神经元具有高度选择性，例如只对"卢克"放电，而不会对"安妮斯顿"放电。

韦杜的模拟研究进一步发展了这一观点。基于视觉信息加工的详细模型，韦杜通过计算机程序模拟了一个神经网络，可以学习识别多种不带标记的图片，比如飞机、汽车、摩托车和人脸。这套程序对图片所表达概念的识别，并不需要额外的指导，没有人告诉它"这是飞机，那是卡车"。它独立完成的识别工作基于这样一个前提假设：尽管图像很多，但它们实际上是少数几个人或物的不同表现形式，每一个人或物都由一小群神经元来表示，就像我们在内侧颞叶中所发现的那样。在软件模拟中加入这种稀疏编码方式之后，该神经网络学会了分辨同一个人或物体的不同图片。即使这些人或者事物的图片有非常大的差异，该神经网络也能正确辨别。这个模拟研究的结果，与我们通过记录人类大脑中神经元放电所得到的结果非常相似。

概念细胞之间的关联

大脑如何表示外部世界的信息，又如何将感觉转变成记忆？这个问题与我们的研究密切相关。先看看1953年的一个著名病例（名为H. M.），他患有顽固性癫痫，为了控制他强烈的癫痫症状，神经外科医生无奈之下，只好选择切除他两侧的海马以及大脑两侧与海马相连的区域。手术后，这位病人仍能辨别人和物体，可以回想起手术前已经知道的一些事，但是出乎意料的是，他再也不能形成新的持久性记忆。由于失去了海马，他很快就会忘记刚经历过的事情，就像2000年的电影《记忆碎片》（Memento）中患有类似神经疾病的主角那样。

上述病人的故事表明，海马以及整个内侧颞叶对于感知并不是必需的，但对于短时记忆（持续时间很短）向长时记忆（持续时间达数小时、数天，甚至数年）的转变却是必不可少的。我们认为，位于内侧颞叶区域的"概念细胞"，在将我们意识到的东西（即外部输入的感觉信息或大脑回忆所触发的内容）转变成长时记忆的过程中发挥关键作用，长时记忆随后被存储到大脑皮层的其他区域。我们认为，对于之前那位病人来说，他在辨认或者回忆安妮斯顿时，"詹妮弗·安妮斯顿神经元"并非是必需的。但是，这位病人要把"安妮斯顿"放在自己的脑海中，建立起与这位女明星有关的联系或记忆，该神经元却是至关重要的——比如，日后他会想起他见过安妮斯顿的照片。

我们的大脑可能通过为数不多的"概念细胞"，将一个事物的多种形式表示为一个独特的概念。这样的表示方式只需要一小群神经元，并且不会随着事物具体形式的变化而变化。"概念细胞"的作用对于解释我们的回忆过程很有帮助，我们会回想起安妮斯顿或卢克的整体形象，而不是他们脸部的每一个细节。我们不需要（也不可能）回想起遇到过的每个人或每件事的全部细节。

重要的是抓住特定场景中与我们有关的人和事物的关键信息，而不是记住大量毫无意义的细枝末节。如果我们在咖啡店偶然遇见一个熟人，对我们而言，更重要的是记住这次相遇后发生的一些重要事情，而不是此人的衣着打扮或者他说的每一句话，更不是喝咖啡的其他陌生人的长相。"概念细胞"倾向于对与个人相关的事物兴奋，因为我们通常会记住与我们熟悉的人或事物有关的事，而不会浪费精力去记住与我们无关的事。

记忆不只是一个个孤立的概念。对詹妮弗·安妮斯顿的记忆，包含着与她本人以及她在《老友记》等影视作品中所扮演的角色有关的一系列故事。对某个记忆情节的完整回忆，需要在不同但是相关的概念之间建立联系，比如，把"詹妮弗·安妮斯顿"这个概念与"坐在沙发上，一边看着《老友记》，一边吃着冰激凌"等概念关联起来。

如果两个概念是关联的，那么编码其中一个概念的某些神经元可能也会对另一个概念兴奋。这可以解释大脑神经元对相互联系的事物如何进行编码的生理过程。神经元会对有关联的其他概念放电，这可能就是形成情景记忆（episodic memory，例如在咖啡店偶遇熟人后发生的一系列事件）以及意识流（flow of consciousness，意识的内容自发地从一个概念跳到另一个概念）的基础。当我们看到詹妮弗·安妮斯顿时，视觉感知激发起我们对电视、沙发以及冰激凌等概念的记忆，这些相互关联的概念构成了观看《老友记》剧集的记忆。同一个概念的不同方面（存储在不同的脑区）之间，也可能是通过类似的方式形成关联，从而将一束玫瑰的香味、形状、颜色和质地，或者将安妮斯顿的容貌和嗓音联系起来。

既然以抽象概念的形式存储高级记忆具有明显优越性，那我们就要进一步探讨，为什么对这些概念的表示只需要内侧颞叶中的一小群神经元？多项模拟研究表明，稀疏编码方式对于快速形成不同概念之间的联系是必需的——这可能就是答案。

模拟研究的技术细节相当复杂，不过原理非常简单。就拿我们在咖啡店遇到一个熟人这样的例子来说，假如采用分布式编码的方式而不是相反的稀疏编码来表示这个人，那我们对这个人的每一处细节都需要用许多神经元进行编码。对这家咖啡店本身的分布式编码，又需要另外的大量神经元。如果要将这个人和这家咖啡店联系起来，就需要在表示这两个概念各种细节的大量神经元之间建立连接。这还没有考虑需要将这两个概念与其他相关概念区分开来的问题，例如，这家咖啡店看起来像一家舒适的书店，而遇到的那个人看上去很像我们认识的另一个人。

在分布式网络中建立这样的连接是非常缓慢的，而且可能导致记忆混乱。相反，在稀疏网络中建立这样的连接既快速又容易，只需使少数神经元对两个概念都放电，从而在表示每个概念的各组神经元之间建立少量连接即可。稀疏网络的另一个优点是，增加新概念并不会对网络中既有的其他概念带来显著影响；而在分布式网络中很难将一个概念单独分隔开来，若要增加一个新概念，甚至需要改变整个网络的边界。

"概念细胞"使感知和记忆相互联系，通过抽象化和稀疏编码的方式表示语义知识（semantic knowledge），比如人、场所、物体，以及构成我们个人世界的全部有意义的概念。它们是搭建记忆大厦的砖石，使我们对生活中的事实和事件形成记忆。它们巧妙的编码方式使我们的思维可以撇开无数琐碎的细节，提取出有意义的东西，以此来形成新的记忆，并在概念之间建立新的关联。"概念细胞"编码了我们的经历中最重要的内容。

　　"概念细胞"与莱特文所设想的"祖母细胞"不太相似，但它们很可能是人类认知能力的重要物质基础，以及思维和记忆的硬件组分。

扩展阅读

　　Sparse but Not "Grandmother-Cell" Coding in the Medial Temporal Lobe. R. Quian Quiroga, G. Kreiman, C. Koch and I. Fried in *Trends in Cognitive Sciences*, Vol. 12, No. 3, pages 87–91; March 2008.
　　Percepts to Recollections: Insights from Single Neuron Recordings in the Human Brain. Nanthia Suthana and Itzhak Fried in *Trends in Cognitive Sciences*, Vol. 16, No. 8, pages 427–436; August 2012.
　　Concept Cells: The Building Blocks of Declarative Memory Functions. Rodrigo Quian Quiroga in *Nature Reviews Neuroscience*, Vol. 13, pages 587–597; August 2012.

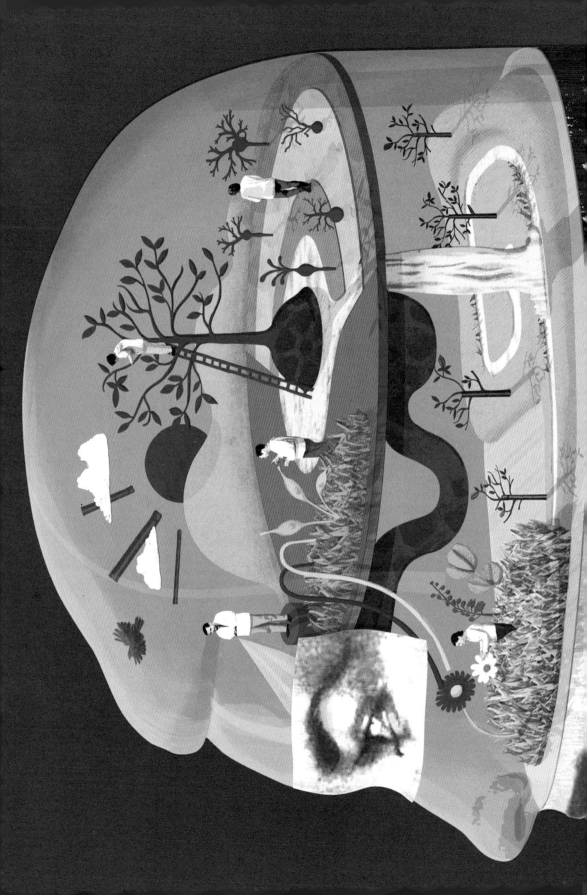

睡眠优化记忆

睡眠期间，大脑会减弱神经元之间的联系，这样显然可以节约能量。而新的研究有了意外的发现——大脑这一机制有助于记忆的形成。

撰文 / 朱利奥·托诺尼（Giulio Tononi）

基娅拉·西雷利（Chiara Cirelli）

翻译 / 冯泽君

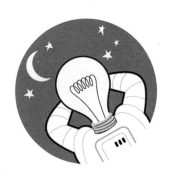

—— 精彩速览 ——

睡眠一定有很重要的功能，因为所有动物都要睡觉。

人清醒的时候，强化神经细胞间的联系能巩固学习和记忆。而令人惊奇的是，研究显示，睡眠期间，这些联系会减弱。

通过减弱神经联系，睡眠可使大脑细胞避免处理过多的信息和超负荷工作，也可以减少能耗。

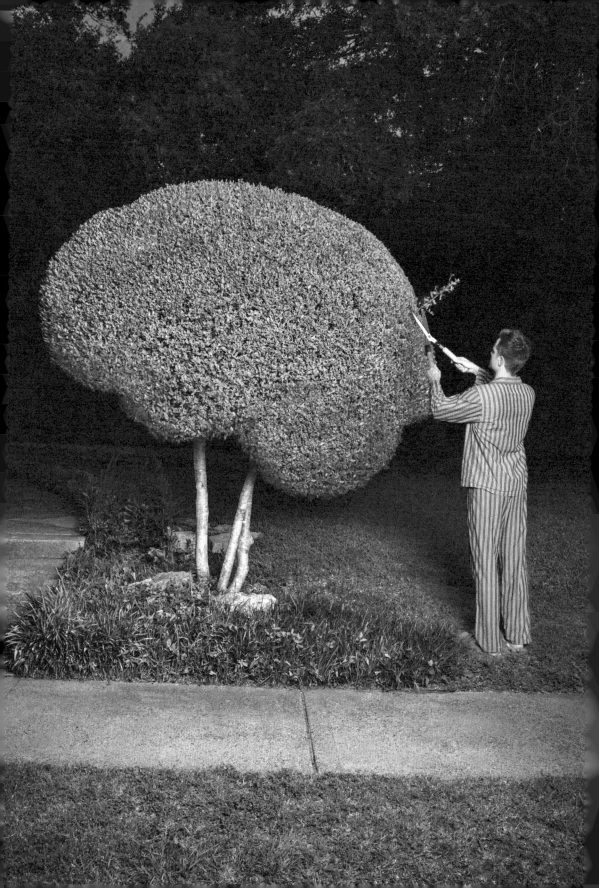

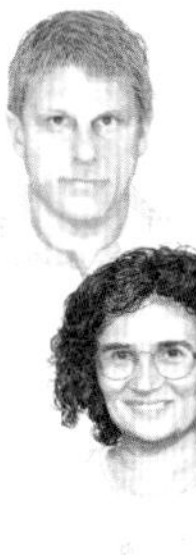

朱利奥·托诺尼和**基娅拉·西雷利**是威斯康星大学麦迪逊分校的精神病学教授，他们研究的主题是人类意识的一个分支——睡眠的功能。托诺尼于2012年出版了《Φ：从大脑到精神》（*Phi: A Voyage from the Brain to the Soul*）一书，讲述的正是关于人类意识的故事。

每天晚上，我们睡下以后，看不到，听不着，不说话，身体和瘫痪了没什么分别，可是我们的大脑并没闲着。沉睡中，大脑神经细胞的活跃度几乎与清醒时无异。如果说睡觉是为了休息，大脑为什么还这么忙呢？既然睡觉时意识已经完全不受外界干扰，神经细胞又在忙些什么呢？

其实，睡眠时的大脑活动可能正在完成一些重要的功能。这种重要性首先体现在睡眠现象的普遍性上。睡觉时，机体无意识、无反应，这其实是件很危险的事，一不小心就会送命。但即使这样，所有动物都要睡觉，十几年前研究者就已经证实，鸟要睡觉，蜜蜂要睡觉，鬣蜥和蟑螂都要睡觉，连果蝇都不例外。

更有甚者，为了适应睡眠，自然界还进化出了一些神奇的功能。例如，海豚和其他一些海洋哺乳动物可以让两个大脑半球交替休息，在一个半球清醒时，另一个半球去睡觉，因为它们必须经常浮出水面换气。

同许多专业或非专业人士一样，我们两个人一直很好奇睡眠究竟有什么功能，使得它对所有动物都如此重要。20多年前，我们还就职于意大利比萨市的圣安娜高级研究学院时就曾设想，每天大脑内会有数十亿个神经连接被重塑，而在沉睡期间，大脑或多或少会把这些改变恢复成“出厂设置”。也就是说，通过这种方式，睡眠既可以保证大脑回路在一生之中不断形成新记忆的能力，同时也使大脑不至于负担过重达到饱和或者擦除旧的记忆。

　　对于为什么睡觉时要彻底切断感受外界的能力，我们也有一个想法：我们认为，这是因为当大脑要整合新旧记忆时，必须停止对当下的意识体验，而睡眠显然是最佳时机。

　　在其他研究睡眠对学习和记忆的作用的神经学家中，我们的这个假设引起了争议。因为我们认为，睡眠时神经联系减弱才能完成所谓的"调零"过程，而传统理论认为，储存新记忆的神经回路会在睡眠期间得到加强。不过，数年来，我们的假设在从苍蝇到人类的多种研究对象上都得到了实验支持。

新假说

人为什么要睡觉？

　　清醒状态下，同时被激活的神经元间的联系加强，形成新记忆（左下图）。过去，研究人员认为，睡眠期间这些神经元会被重新激活，强化这些联系。但事实也有可能完全相反（右图）：大量证据显示，睡眠期间的自发电活动可能会弱化日间被强化的突触联系，即神经元之间的接触点。本文作者提出，这种弱化也许能将突触强度恢复到基础水平，保存能量，减轻神经元负荷。这个恢复到基础水平的过程被称为突触稳态，也许正是睡眠的核心功能。

睡眠
自发电活动选择性地消除或是弱化（线段变细）神经联系。不重要的联系弱化得更多，重要联系保存得更加完整。

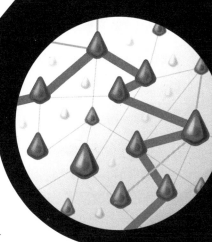

清醒
无论外界刺激重要（值得记忆，紫色线段表示）还是不重要（偶然发生，橙色线段表示），神经细胞都会做出反应，被激活的神经细胞间的联系会增强。

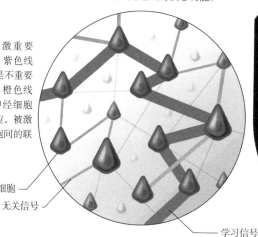

神经细胞
无关信号
学习信号

经典睡眠理论

一个世纪以前就已经有科学家提出，睡眠对于记忆功能很重要。此后无数的实验证实，睡一觉甚至只是打个盹之后，新形成的记忆都会比一直醒着时更加牢靠。而且，这不仅仅对陈述性记忆（declarative memory，比如背单词，或是记忆图片和位置之间的联系等，也称外显记忆）适用，对感觉和运动技巧等程序记忆（procedural memory，比如演奏乐器等）也适用。

基于这些发现，科学家开始寻找证据，试图证明大脑会在睡眠期间重新处理新习得的东西。他们确实也找到了一些证据：过去20多年，研究人员先是在啮齿类，继而在人身上都发现，睡眠期间大脑的活动方式有时确实和清醒时类似。

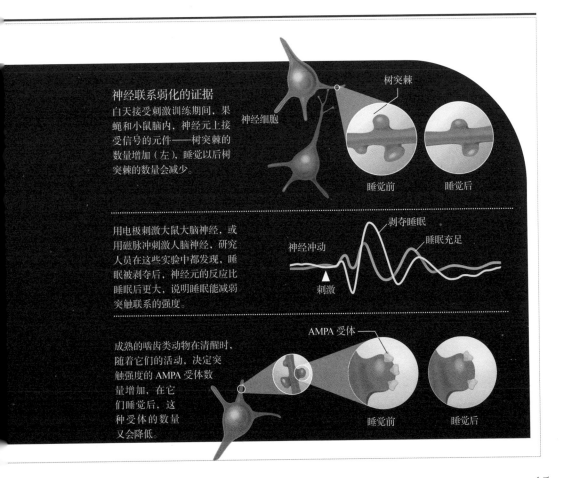

神经联系弱化的证据
白天接受刺激训练期间，果蝇和小鼠脑内，神经元上接受信号的元件——树突棘的数量增加（左），睡觉以后树突棘的数量会减少。

用电极刺激大鼠大脑神经，或用磁脉冲刺激人脑神经，研究人员在这些实验中都发现，睡眠被剥夺后，神经元的反应比睡眠后更大，说明睡眠能减弱突触联系的强度。

成熟的啮齿类动物在清醒时，随着它们的活动，决定突触强度的 AMPA 受体数量增加，在它们睡觉后，这种受体的数量又会降低。

65

比如,当大鼠学着在迷宫中探索方向时,大脑的海马会出现特征性放电模式。此后的睡眠期间,有时大鼠的同一脑区会出现"回放"这种放电模式的现象,这种"回放"出现的频率比研究人员预测的更频繁。

因此,很多研究者据此推测,清醒状态下,某些神经细胞间的突触联系会因为日常活动加强,而睡眠期间的回放过程可以使这些联系进一步巩固,形成记忆。也就是说,相互联系的神经细胞放电越多,突触之间传递信息就越容易,这能帮助神经回路编码大脑中的记忆。这种选择性的增强过程一般被称为突触增强(synaptic potentiation),这也是关于大脑学习、记忆机制的一种很流行的观点。

尽管这种回放和突触增强的现象在清醒状态下确实存在,可是还没有直接证据证实,在睡眠状态下的"回放"现象中,神经回路中的突触联系得到了加强。不过,这倒是正好符合我们的推测:当人们进入睡眠状态,对外界没有意识时,"回放"以及其他看似随机的大脑活动其实会弱化神经联系,而非加强。

保证大脑可塑性

突触联系的增强与弱化并存,对于大脑的正常运转非常重要。这其实很好理解。其一,加强突触联系的能耗更高,而大脑储存的能量并不是无限的。大脑能耗占整个机体能耗的20%,是全身能量消耗最高的器官(按单位重量耗能比较),其中至少有三分之二是用于突触活动。构建和强化突触是最耗能的细胞活动,这一过程需要合成和安置线粒体(细胞能量工厂)、突触小泡(synaptic vesicle,信号分子运输元件),以及传递突触信息所需的各种蛋白质和脂质等大量细胞元件。

显然,这种高能耗体系是"不可持续"的。大脑不可能终生日夜不停地维持和加强突触联系。我们并不否认突触增强能强化记忆,我们只是怀疑突触增强是不是晚上睡觉时也在继续。

我们认为,在睡眠期间弱化突触,能把大脑回路所需的能量值调到基础水平,避免大脑过度耗能、细胞高度负荷。睡眠的这种"调零"功能可以将突触维持在动态平衡的状态(或称为"稳态"),因此,我们整个关于睡眠功能的假设也可被称为"突触稳态假说"（synaptic homeostasis hypothesis, SHY）。这个假说认为，对于所有需要睡眠的生命来说，睡眠最基本和最普遍的功能是把大脑调整到一个基础状态，清醒以后，生物才能进行新一轮的学习和记忆。而为了进行这种调适，我们必须冒一定风险，让整个机体在一段时间内处于对外界环境没有反应的状态。简而言之，大脑想获得根据外界经验调整神经回路的能力，即可塑性，就必须要睡觉。

但是，突触稳态假说如何解释睡眠对学习和记忆的益处呢？突触弱化以后，为什么整体记忆和经验还能保留下来呢？试想，大脑经过一整天的工作，所有经历的事情都会在脑内留下一定痕迹。一些重要的事情，比如认识了一个新朋友、用吉他学了一段新乐曲等，其实只是所有经过大脑的信息中的一小部分。要增强记忆，大脑必须学会区分不重要的"噪音"和重要的"关键信号"。

我们推测，睡觉的时候，神经元的自发放电会激活不同的神经回路组合，包括新形成的回路和已有的神经回路。（所以做梦的时候，你会体验到各种新旧记忆的大杂烩。）这些自发的神经活动其实是大脑在进行匹配和选择。大脑中已经存储了一些被认为是有意义的记忆，新的记忆如果与它们更吻合，就将被储存下来；同时，大脑还会弱化大量与已有记忆背景不吻合的突触联系。我们和其他一些科学家正在研究，大脑是以怎样的具体机制削弱编码"噪音"的突触联系，同时保留那些"关键信号"的突触联系。

在上述过程中，大脑最好对外界没有响应，也就是说最好处于睡眠之中。另外，恢复突触稳态的过程也不该在我们清醒的时候进行，因为在白天，大脑活动主要是在处理新发生的事件，而不是以前在生活中积累的所有知识。与外界完全隔绝的睡眠状态，才能把大脑从新信息的"轰炸"中解放出来，为记忆的整合与巩固创造理想环境。

减弱神经联系

通过详细分析大量脑电图数据，我们的这一理论，即大脑在睡眠时的放电是为了减弱而不是加强突触联系，已经获得了一些实验证据。

通过贴在头皮上的记录电极，脑电图可以监测和记录大脑皮层的电活动模式。10多年前我们就通过脑电图发现，睡眠主要有两种形式，分别为快速眼动（rapid eye movement, REM）睡眠和非快速眼动（non-REM, NREM）睡眠，两者在夜间交替出现。每一种睡眠模式都有特定的脑电图特征。快速眼动睡眠就像它的名字揭示的那样，眼睛虽然闭着，可是眼球会快速抖动。快速眼动睡眠期间脑电波快速振荡，和人清醒时的脑电波类似。相对地，非快速眼动睡眠期间最突出的特点是，脑电波振荡缓慢，振荡周期约为一秒钟。

10年前，加拿大魁北克拉瓦勒大学的已故神经生理学家米尔恰·斯特里德（Mircea Steriade）发现，如果一群神经元集体同步放电（即所谓的"放电期"，on periods），然后集体沉默一秒钟左右（即所谓的"间歇期"，off periods）后再次同步放电，如此往复，就会出现非快速眼动睡眠期的慢波振荡。这是有关睡眠的基本认识之一。随后，科学家发现，如果鸟类和哺乳动物很久没睡，非快速眼动睡眠期间的波动幅度（即振幅）就会比较大，而随着睡眠的持续，这个振幅则会逐渐减小。

我们认为，如果突触联系很强，神经元的同步放电也会更强，因此慢波振荡的振幅就会更大。而与此相反，如果突触联系弱，神经元的同步放电也弱，慢波振荡的振幅就小。结合电脑模拟以及人类和动物实验的结果，我们推测，清醒的时候突触联系较强，所以刚开始入睡时非快速眼动睡眠的振荡振幅大，波形陡峭；等到天亮快要睡醒时，突触联系在夜间已经逐渐弱化，所以此时慢波振荡的振幅变小，波形平缓。

对于睡眠过程中突触联系会变弱甚至可能被消除的观点，更直接的证据来自动物实验。例如，我们发现，果蝇在日间剧增的神经突触，无论其数量还是大小，在夜间都会消退；如果果蝇白天处于有外界刺激的条件下，前后变化将更加明显。树突棘（synaptic spine）是神经元上的一个功能性突起，能够检测神经信号，并将信号传入细胞体。如果果蝇在白天和同伴频繁互动，神经元就能生成更多的树突棘，经过一夜睡眠后又会减少。

更重要的是，当且仅当果蝇睡觉以后，树突棘数量才能恢复到基础水平。我们在幼年小鼠身上也观察到了类似现象：清醒时树突棘数量呈上升趋势，睡着后开始减少。成年大鼠也有类似趋势，但变化的不是树突棘数量，而是一种被称为AMPA受体（AMPA receptor）的树突棘分子。我们发现，当动物清醒时，每个突触联系上的AMPA受体数量会增多，睡着以后数量则会减少。更多的AMPA受体数量代表突触联

可能的机制

睡眠中的脑电波

脑电波记录显示，睡眠期间，脑电波会发生显著改变，快速眼动（REM）睡眠和非快速眼动（non-REM，见图）睡眠交替进行。非快速眼动睡眠期间的脑电波频率较低，振动幅度也会逐渐降低，可能就是因为参与其中的突触联系减弱。本文作者认为，产生这种弱化效果的部分原因是，睡眠时，强化突触联系所需的特定化学物质的浓度较低。

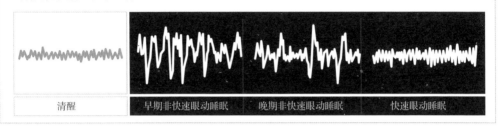

| 清醒 | 早期非快速眼动睡眠 | 晚期非快速眼动睡眠 | 快速眼动睡眠 |

系较强，而较少的AMPA受体数量代表突触联系较弱。

用电极刺激大脑皮层的神经纤维，能直接测出突触强度。突触联系强，刺激诱导出的神经元反应就大，反之则小。我们的研究表明，在同样的刺激下，大鼠在清醒几个小时后的神经放电的强度比刚睡醒时更强。

意大利米兰大学的马切洛·马西米尼（Marcello Massimini）和现任职于苏黎世大学的雷托·胡贝尔（Reto Huber）在人类身上进行了一项类似实验，不过他们采用的不是电极刺激，而是经颅磁刺激（transcranial magnetic stimulation），即在头皮上给一个很短的磁脉冲来刺激皮层神经元。随后，他们记录到了很强的皮层脑电波反应。结果很清楚：清醒时间越长，脑电波越强；经过一夜睡眠后，脑电波强度就能降回到基础水平。

优胜劣汰

我们前后历时近20年，进行了许多实验，所有这些实验都得出了一致结论：睡眠时的自发脑活动确实削弱了神经回路的突触联系——可能是通过降低神经回路传输电脉冲的能力，或者直接"擦除"了这些突触联系。

69

这一过程被我们称为下调选择（down selection），它可以通过"优胜劣汰"的方法，筛选出"最适"的神经回路。保留下来的神经回路有些是被反复重点强化的回路（比如为了熟练掌握一首新曲子，而反复练习的正确吉他指法），或者能同以前的旧记忆很好地整合（比如在已知语言体系里新添一个单词）。反之，那些仅仅在清醒时稍有增强的神经回路（比如弹错的音符、陌生语言的词汇）则会被忘记。

下调选择将确保微不足道的事件不会在神经回路里留下长久的痕迹，而值得注意的回忆将被保留，而且下调选择还能为新一轮的突触增强留出空间。事实上，确有研究显示，睡眠对于学习和记忆的好处之一在于，睡一觉之后有助于新记忆（在下次睡觉前接触的知识）的形成。很多研究表明，相比坚持一整天不睡，晚上睡一觉以后学习新东西会更容易。（这值得学生们注意。）

尽管迄今为止，我们还没有直接的证据说明是什么机制选择性地弱化了被激活的突触，但我们已经有了一个初步假想。我们怀疑，哺乳动物在非快速眼动睡眠期间的慢波振荡以某种方式发挥了作用。已有实验显示，通过人为刺激，模拟非快速眼动睡眠期间脑细胞的同步放电和间歇周期时，大鼠大脑内神经细胞之间的信号传递会被削弱。

突触减弱也可能由非快速眼动睡眠期间，脑内化学物质浓度的变化引起。清醒时的个体身上，信号物质，或称神经调质（neuromodulator，包括乙酰胆碱、去甲肾上腺素、多巴胺、5-羟色胺、组胺和丘脑分泌素等）的浓度，可能更利于强化突触联系。而在睡眠期间，尤其是在非快速眼动睡眠期间，各种神经调质的浓度会降低。较低的神经调质浓度可能影响神经回路，当信号经过时，突触强度会减弱而不是增强。

这一过程很可能还同脑源性神经营养因子（brain-derived neurotrophic factor, BDNF）有关。这种物质能增加突触强度，并参与记忆的获得。清醒时，BDNF浓度水平很高，睡觉时会降到很低。

局部睡眠

尽管下调选择的具体机制和选择的过程不详，目前在几个物种上的实验所得的结论还是很明显的：清醒时，突触联系的强度整体上更高，睡眠期间则会下降。这也是突触稳态假说的核心观点。我们可以试着验证其中一些有趣的推论，进一步证实这一假说。

如果这个假说成立，那么白天清醒时神经回路改变越多，晚上需要的睡眠必然也越多。反过来说，睡眠需求可以用非快速眼动睡眠的慢波振幅和持续时间来衡量。为了探讨这种可能性，我们要求受试者学习一种新技能，用鼠标定位电脑屏幕上的目标物，难度在于屏幕上的光标和实际鼠标的移动方向完全相反。这种学习需要动用大脑的右侧顶叶皮层（right parietal cortex）。结果显示，练习当晚，受试者睡着后，该皮层的慢波振幅明显比没有进行过练习的前一晚更大。而且，经过一晚休息，慢波振幅又逐渐恢复到以前的水平。但在刚入睡时，受试者大脑局部那些大幅度慢波告诉了我们，大脑的特定部分在白天的练习中已经精疲力尽了。

后来，我们和其他一些研究者的很多实验都进一步证实，学习以及更普遍的突触活动，会增加局部脑区的睡眠需求。最近，我们甚至发现，如果长期或过度使用某个神经回路，那么这个回路中的神经元甚至会在其他脑区（甚至是机体本身）还清醒的时候，就径自"睡去"。也就是说，如果大鼠醒着的时间比平时长，有些神经元会出现短暂的间歇状态，就跟在非快速眼动睡眠期间的慢波状态一样。可是表面上看，大鼠还是醒着的，眼睛睁着，该干吗还干吗。

这种现象被称为局部睡眠（local sleep），它引起了不少研究者的兴趣。我们最新的研究显示，睡眠不足的人，脑中也存在局部间歇状态，此时继续学习新东西，间歇就会越来越频繁。也许，我们醒的时间太长，或是用脑过度的时候，大脑的某个区域就会自己悄悄打个盹。有时候我们自以为清醒，完全掌控一切，可是却误下判断、犯低级错误、反应急躁、情绪失控，不知道这中间有多少是由某个悄悄打盹的脑区引起的。

突触稳态假说也暗示我们，儿童期和青春期，学习任务繁重，突触大量形成，所以尤其要注意保证睡眠质量——许多研究已经证明了这一点。

青少年时期，突触联系形成、强化和减弱的频率远高于成年后。在人生的这一阶段（童年和青少年时期），高强度的突触重塑以及神经回路形成过程中，要节省大脑消耗的能量，睡眠期间的下调选择尤为关键。在此期间，睡眠不足会产生怎样的影响还有待研究。这会不会影响神经回路的细微排布？如果会的话，睡眠不足的影响就不仅仅是偶尔的健忘或是失误那么简单了，还会让整个大脑结构产生长久的变化。

我们很期待继续验证突触稳态假说的预测，并进一步探索那些影响所带来的后果。比如，我们想知道，神经发育期间，剥夺睡眠会不会引起神经回路的变化。我们也想探究睡眠对丘脑、小脑、下丘脑等深部脑区的影响，还想知道快速眼动睡眠对突触稳态的作用等等。只有搞清这些，我们也许才能真正了解睡眠是否真是大脑可塑性的基础，是否是所有大脑、所有神经元必须付出的"成本"。

扩展阅读

Is Sleep Essential? Chiara Cirelli and Giulio Tononi in *PLOS Biology*, Vol. 6, No. 8, pages 1605–1611; August 2008.
The Memory Function of Sleep. Susanne Diekelmann and Jan Born in *Nature Reviews Neuroscience*, Vol. 11, No. 2, pages 114–126; February 2010.
Local Sleep in Awake Rats. Vladyslav V. Vyazovskiy, Umberto Olcese, Erin C. Hanlon, Yuval Nir, Chiara Cirelli and Giulio Tononi in *Nature*, Vol. 472, pages 443–447; April 28, 2011.
Sleep and Synaptic Homeostasis: Structural Evidence in Drosophila. Daniel Bushey, Giulio Tononi and Chiara Cirelli in *Science*, Vol. 332, pages 1576–1581; June 24, 2011.

擦除痛苦记忆

恐惧症、强迫症以及创伤后应激障碍等，可能与遗忘能力异常有关。这些精神障碍的受害者就像记忆的囚徒，逃脱不了特定环境与某种伤害的关联。科学家正在尝试各种行为和药物干预的方法，帮助患者弱化、擦除甚至改写困扰他们的痛苦记忆。

撰文 / 杰里·阿德勒（Jerry Adler）

翻译 / 应剑

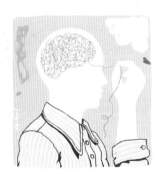

━━━┥精彩速览┝━━━

　　包括恐惧和精神痛苦在内的许多问题，病理基础都是负面记忆。神经科学家试图了解大脑中记忆形成的机制，帮助那些遭受生理或心理创伤的人，摆脱创伤记忆的困扰。

　　一种叫作ZIP的生化物质能清除大鼠的记忆，但不能有针对性地清除负面记忆。

　　一些能降低与压力相关的去甲肾上腺素水平的药物，可以减轻伴随心理创伤或刚经历过的折磨而出现的精神痛苦。

　　重写个人记忆可能是另一种办法。当我们回忆往事，旧的记忆被唤醒时，也许可以通过药物或者行为治疗，让这些记忆周围的情感阴霾消散掉。

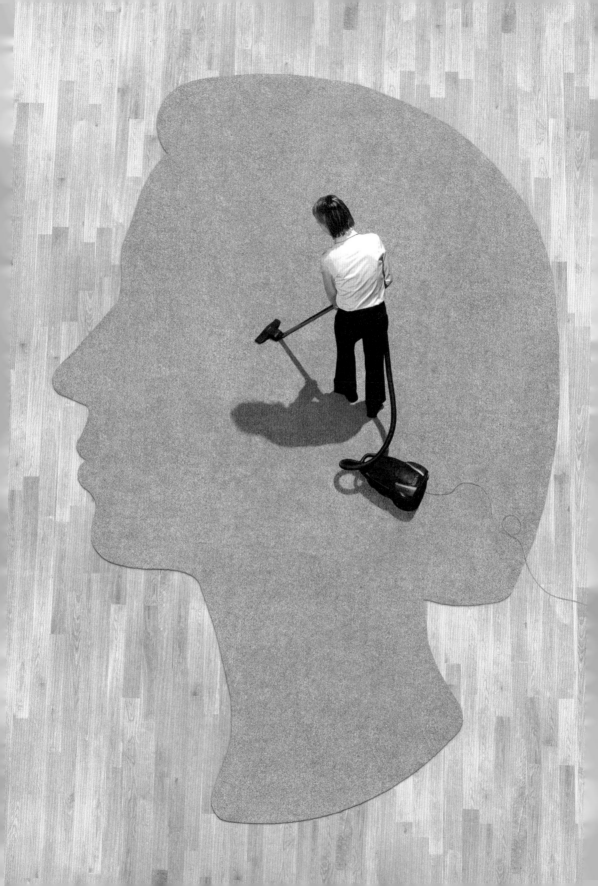

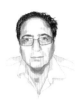

杰里·阿德勒在1979—2008年间任美国《新闻周刊》高级编辑。他写作的话题非常广泛，既有对斯蒂芬·霍金、萨莉·莱德等的人物描写，也有谈论美国盲目自大的封面故事。

狭小的空间里，一个带透明塑料罩的转盘正在缓慢旋转，转盘上有一只大鼠。透过塑料罩，大鼠可以看到转盘所在房间墙壁上的标记，从而判断自己的位置。当转盘转至某个特定位置，突然电击大鼠足部——心理学术语称之为"负强化"（negative reinforcement），大鼠会立即转身，朝相反方向跑去，唯恐再次回到这个位置，直至筋疲力尽。

问题是，如何才能让大鼠停下来？我们注意到仅仅停止电击根本没用，因为大鼠绝对不想再进入那个危险区域。要想让大鼠停下来，必须通过外部干预，消除大鼠的恐惧心理，或者通过足够强的安全信号，重建大鼠对外界危险性的判断和反应。

以上是大鼠的故事。接下来，让我们关注那些曾在战场上受伤、患上创伤后应激障碍（post-traumatic stress disorder, PTSD）的人，他们会表现出一系列不太明确但又真实存在的症状。对于PTSD患者来说，特定的环境或刺激，比如露天场所、拥挤的人群、突然的巨响，都与某种伤痛相关联。因此，他们会尽量避开这些环境或刺激。他们有着与转盘上的大鼠一样的困境：某些场景出现时，即使是安全的，他们也无法使自己平静。那么，我们该如何让他们平静下来呢？

转盘上的大鼠和街头的老兵都是记忆的囚徒，巨大的伤痛在他们的脑海中留下了难以磨灭的印记。类似的情况不但存在于哺乳动物中，在爬行动物甚至无脊椎动物中也有发现。正如研究人员正在努力寻找痴呆患者记忆丢失的原因，另一些研究人员正致力于帮助PTSD患者摆脱那些困扰他们（其实并不仅仅是这些患者）日常生活的痛苦记忆。目前，一种新兴的假说认为：恐惧症、强迫症，甚至成瘾、顽固性疼痛等多种症状，都属于学习与记忆异常，更确切地说，是遗忘能力异常。

"格式化"记忆

有的人永远忘不了蜘蛛掉进自己的牛奶杯的瞬间，也有人容易触景生情，这些都是记忆再现的表现。研究人员发现，记忆并不只是被动储存印象的过程，而是一个在细胞水平上持续进行、动态变化的过程，也是一个不断发展的心理过程，这个过程可以通过药物和认知疗法来干预。对于战后老兵以及人身伤害事件和意外事故中的受害者而言，这是个大好消息。当然，对于未来的历史学家以及负责个人伤害诉讼的律师而言，就未必是喜讯了。

对于转盘上的大鼠，你可以设想各种方法来消除它的恐惧。你可以让它走到筋疲力尽，自己发现电击刺激已经消失，这种方法被心理学家称为"消退法"（extinction）。你也可以尝试直接修改大鼠的大脑，尤其是形成和储存记忆的地方——海马。六年前，美国纽约州立大学南部医学中心的神经科学家托德·萨克特（Todd Sacktor）在前同事安德烈·芬顿（André Fenton）所做研究的基础上做了一项实验：他首先让大鼠接受转盘训练，然后在其海马中注射一种叫作ZIP的化合物，两小时后，让大鼠再次接受转盘训练。结果发现，大鼠的恐惧消失了。如果在患有PTSD的战后老兵身上也能获得同样的效果，那离获得诺贝尔奖就不远了，而且很可能产生价值高达十亿美元的新药物产业。

为了理解萨克特的遗忘实验，首先要理解记忆，弄清楚如何使形成记忆的学习过程彻底失效。专门研究记忆的神经科学家通常都是从研究长时增强（long term potentiation, LTP）开始。多个同时放电或在短时间内相继放电的神经元，会形成一种同步关联，这样它们以后会倾向于一起放电，这就是LTP过程。比如，负责听到猛烈巨响的神经元与负责卧倒寻找掩护的神经元就可以关联在一起。

LTP的复杂生化过程，包括突触后神经元上谷氨酸受体的增殖，电化学信号通过突触前与突触后神经元之间的微小间隙（称作突触间隙）到达突触后膜，突触后神经元接收信号并将其放大。萨克特认为，谷氨酸受体并不稳定，它们不断形成、消失，然后又重新形成。维持记忆需依赖活跃的生物化学过程，使足够多的谷氨酸受体保留在适当位置。

全面阻断蛋白质合成的药物，会抑制动物的学习能力和记忆形成过程，因而，在过去相当长一段时间内，人们认为参与记忆储存的物质是一种蛋白质。萨克特实验室锁定的研究目标是PKMzeta，这是一种不太引人注目的蛋白激酶，能将其他蛋白质磷酸化，使之活化。萨克特说，正是PKMzeta负责记忆的维持，如果没有PKMzeta，LTP便无法完成，记忆也将会消失。化合物ZIP是PKMzeta的特异拮抗剂，也就是萨克特注射到大鼠海马，使大鼠忘记转盘训练中形成的恐惧感的那种药物。通过阻断PKMzeta的作用，ZIP能像格式化硬盘一样影响记忆。

由于ZIP会对记忆产生整体性影响，缺乏选择性，因此短期内不太可能作为特异性清除负面记忆的药物用于人体。但是，如果可以通过化学修饰，阻止ZIP进入大脑，只在脊髓中发挥作用，那么有朝一日，ZIP就可能成为一种良药，用来清除慢性疼痛患者的超敏反应，因为这种超敏反应也是记忆的一种形式。为了忘记痛苦的往事，我们需要一种药，既有ZIP的活性，又有足够的特异性，能专门针对某一种记忆。

一开始，人们认为这是无法解决的问题，因为美好记忆和负面记忆之间，似乎不存在可供ZIP利用的生物化学差异。一些研究致力于解决这一问题，虽然还没有一种办法能真正有效地彻底清除那些负面记忆，但研究人员已经能够钝化一些与过往悲剧事件相关的痛苦情绪。

改变记忆的情感色彩

理论上，PTSD病程中容易受到影响的环节是"巩固过程"（consolidation），即将重要记忆从短时程存储转移到长时程存储的过程。短时和长时之间的界限很难定量界定，不过可以通过一个简单的例子来说明：你可能记得昨天晚饭吃了什么，但想不起来一年前的这天晚上吃饭的情形，除非那是你的婚宴，或者那顿饭让你进了急诊室。剧烈的情感波动、恐怖事件，或者其他任何能导致去甲肾上腺素（能促进杏仁核中的蛋白质合成）释放的情况，都倾向于形成长时记忆。一个著名的实验显示，当手接触冰水时，即能引起去甲肾上腺素的释放。

同理，通过降低去甲肾上腺素的水平，可以干扰长时记忆的形成。一些候选药物的作用机制即是如此，其中最知名的是 β 受体阻断剂普萘洛尔（propranolol），这种药物广泛用于治疗高血压和舞台恐惧。（这个例子反映了生物医学研究人员面临的现实问题，如果没有为制药公司工作，没人支付上亿美元的经费来开展人体实验，他们通常只能去研究那些已被批准用于人类的老药，寻找新的适应症。）记忆巩固的时间窗的具体长度还有待继续研究，但估计就是几个小时的时间。20世纪初，美国哈佛大学医学院的神经科学家罗杰·皮特曼（Roger Pitman）创造性地开展了一项实验：对刚刚经历悲剧事件的人立即注射普萘洛尔，以观察阻断去甲肾上腺素是否能让他们有效对抗创伤后应激。皮特曼的实验对象主要是平民，因此，实验涉及的悲剧事件主要是交通事故和人身伤害。

值得注意的是，皮特曼的意图并非擦除对创伤本身的记忆（对于事件情节的自传式回忆），而只是降低与创伤事件有关的"情绪效价"（emotional valence，指情绪表现的各种不同水平）。理论上，如果改变的是记忆的内容，而不仅仅是记忆的情绪表现，将有可能破坏创伤受害者的心理完整性。虽然美国社会对药物改变意识、情绪表示宽容，但大多数人仍然认为，记忆作为承载"自我"的神圣容器，应该成为一个禁区，不该被人为操纵。"就这个问题，我们每年都要与生物伦理学家们展开辩论。"现代记忆研究的先驱之一、美国加利福尼亚大学欧文分校的詹姆斯·麦高（James McGaugh）说，"他们一直围绕着消除创伤记忆到底好不好展开辩论，却总是忽略了人们在不停地鼓励悲剧事件的受害者，'好了，别担心，你一定能战胜它！'既然这样的鼓励是好的，那为什么就不能通过药物来达到目的？"

20世纪90年代，麦高和同事拉里·卡希尔（Larry Cahill）做了一个经典实验，结果发现普萘洛尔即使不能影响情景记忆的准确性，至少能够影响情景记忆的特异性。他们的实验主要通过故事测试来进行。麦高和卡希尔分别给了受试者同一个故事的两种叙述：一组受试者听到的是一个小男孩被车撞倒，需要到医院进行紧急手术；另一组受试者听到的则是无特殊感情色彩的医院之行。不出所料，第一组受试者记住了更多的故事细节。然而，如果先给受试者使用普萘洛尔，再重复以上实验的话，两组受试者的表现就没有什么不同了，也就是说，不管故事内容平淡还是令人激愤，他们的记忆是一样的。

可以想象，如果有什么东西能影响受害者对犯罪事件或意外事故的回忆，检察官和负责个人伤害案件的律师一定会感到不安。因为在法庭上，当陪审团判定赔偿金额时，受害者几滴泪水的价值远超黄金。但需要注意的是，现在我们针对的是由去甲肾上腺素大量释放引起的非常态回忆，而普萘洛尔的作用，只不过是将感情色彩极强的记忆降低到普通事件的水平。而且，从受害者的角度来看，使用普萘洛尔可能只是医生的医嘱而已——如果律师不会这么做的话。

2002年，皮特曼首次报道了普萘洛尔试用于精神创伤受害者的结果。这项成果是鼓舞人心的，也给了人们很大的期待：急救室或战地医院可以在患者到达后，迅速评估其患上PTSD的风险（就像用X射线检测是否骨折一样），继而进行相应的治疗。然而，2011年发表的一项后续研究并不支持皮特曼的假设，并且还指出，在现实中开展此类研究是极其困难的。在长达44个月的时间内，研究人员筛查了2 014名患者，其中只有173名患者符合研究标准，其余患者由于年龄、身体状况、创伤程度太轻等原因被排除在外。还有一些别的困难，比如，目前美国法律不允许研究人员直接接触患者，只能先由临床护理人员获得许可，然后研究人员才能接触患者。然而，临床护理人员通常是急诊专科医生，他们往往忙于处理其他更紧急的问题。"很不幸的是，我们无法及时接触到患者。"皮特曼说，"今后我不会再做普萘洛尔的研究了，除非可以给受试者更早地使用这一药物，我觉得这是不可能的。另外，如果有人打电话问我，'我刚才出了点事故，要不要服用普萘洛尔？'我会告诉他们，'基于目前的研究数据，我无法确定普萘洛尔是否有作用，但我还是觉得它可能是有用的'。"当然，使用药物并不是唯一的解决方案。

虚拟现实

美国埃默里大学医学院进行了一项特别的实验。参加测试的老兵坐在办公室中，

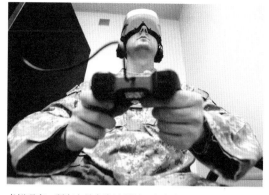

虚拟现实：研究人员在尝试利用一套实验性的虚拟现实系统，治疗一名士兵的PTSD，帮他克服无法控制的战后恐惧。

想象回到数年前，坐在千里之外的伊拉克战场的悍马车上。受试者佩戴虚拟现实眼镜，其中播放的是根据他的回忆而绘制的场景图像，一位治疗师通过键盘操作，把图像实时反馈给受试者。治疗师在给受试者播放的场景图像中，设置一个站在天桥上的虚拟狙击手，引爆公路上的一颗地雷，并向画面中发送一些朦胧的人影，沿着小巷跑动。每当出现爆炸场景时，受试者的座椅都会剧烈摇晃。受试者呼吸紧张，焦急地左顾右盼，操纵着想象中的方向盘。紧张的场景使他汗流浃背，情不自禁伸出手臂来保护脸部。

俄罗斯心理学家伊凡·巴甫洛夫（Ivan Pavolv）发现经典的条件反射机制时，人们就很自然地问：如何消除条件反射？如果只摇铃而不给狗喂食，那么需要多长时间可以让狗在听到铃声时不再分泌唾液？事实证明，不需要太长时间。这就又带来了另一个值得研究的问题：为什么不能以同样的方式使PTSD自行消除呢？毕竟，这个世界充斥着许多突如其来的巨响，它们并不意味着炮弹的袭击，但是，一些人似乎永远忘不了他们在战场上学会的反应。解释这一现象的一种观点认为，对于PTSD患者而言，焦虑和悲痛事实上是一种"负强化"：每当有类似的场景让他们想起当初的创伤事件，随之而来的悲痛会使他们对创伤事件的记忆越来越深。

如同转盘上的大鼠一样，人类会逃离令人痛苦的境遇——这是一件好坏参半的事，因为这意味着他们的恐惧反应难以消除。"我们会告诉他们，'就像你看书时翻错页，看到令人恐惧的内容，于是你把书合上，不再去看。这样的结果就是你再也看不到其他并不恐怖的内容了。'"埃默里大学创伤及焦虑康复研究小组的负责人芭芭拉·罗特鲍姆（Barbara Rothbaum）说，"我希望他们能读完所有的篇章。"通过虚拟现实技术，给座椅上的老兵展示尽可能逼真的画面，模拟他受伤时的情境。考虑到大脑嗅觉中枢邻近杏仁核（处理情绪的脑区），罗特鲍姆还在虚拟现实实验中引入了一种具有唤醒记忆作用的气味——混合了黑火药、中东食物、汗水及垃圾的气味。

消除负面记忆

学习遗忘

创伤记忆一旦形成，就很难抹去。不过，研究人员现在认为，记忆就像是硬盘上的文件，可以被改写、覆盖甚至清除。清除生活创伤在大脑中留下的负面记忆，需要调整一个个神经元，而每个神经元都与数以千计的其他神经元相连接。

现在，神经科学家尝试通过生物化学方法和行为学疗法，帮助人们遗忘痛苦的记忆。科学家首先从研究记忆如何形成开始。记忆形成时，一系列神经元以相似方式同时放电——这一过程叫作"巩固"。最初，在某个声音、视觉感知或者其他输入信号的刺激下，一个神经元放电，激活另一个神经元，这样依次激活邻近的其他神经元。此后，当任意一个神经元再次接受刺激时，哪怕只是很微弱的刺激，神经网络中的其他神经元也会放电——当你回忆被邻居家的狗咬时，发生的生理反应即是如此。

初始状态　　初次刺激使邻近的神经　　经反复放电，神经元之间的连接增强，多个神经元的放电开始趋
　　　　　　元处于"启动状态"　　　于同步，建立了一种非常特别的放电模式——这就是记忆

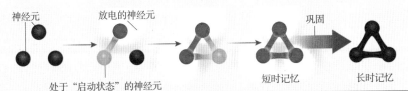

神经元　　　　　放电的神经元　　　　　　　　　　巩固

处于"启动状态"的神经元　　　　短时记忆　　　长时记忆

擦除：通过中断神经元之间的连接来擦除记忆。此过程涉及一种叫作 PKMzeta 的蛋白质的失活。PKMzeta 在记忆存储过程中发挥作用，负责保障神经网络中大脑神经元之间连接的完整性。ZIP 这种化学物质就像是"橡皮擦"，通过断开神经元之间的连接，清除与之关联的记忆。但是，研究人员还没有找到特异性清除目标记忆的方法。单独使用像 ZIP 这样的药物，将会导致所有记忆消失。

记忆巩固后，清除
神经元之间的连接

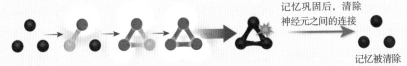

记忆被清除

抑制：与彻底清除记忆不同，另一些科学家致力于寻找新的途径，弱化某些脑区中神经元之间的连接。这些神经元连接负责记录或唤醒对可怕事件的记忆。科学家已经进行了许多尝试，在受试者接受某种预先安排的恐惧刺激之前，或者随后回忆期间，给他们使用药物，比如 β 受体阻断剂普萘洛尔等，以弱化痛苦记忆。

记忆巩固前进行干预

或者，记忆巩固后进行干预

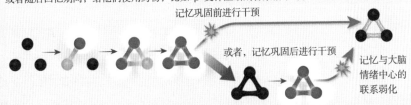

记忆与大脑
情绪中心的
联系弱化

替换：重塑记忆是另一种办法。记忆被重新唤醒时，可以通过行为干预（未来也许还可以通过药物干预）对相关记忆进行人为操纵：在一个安全的环境中，向受试者脑海中重新引入过去发生的事故，给唤醒的记忆赋予截然不同的情感色彩，并"再巩固"下来。

在再巩固过程中进行干
预，建立新的神经元连接

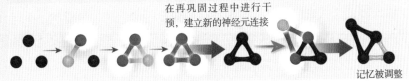

记忆被调整

用这种方法治疗PTSD，是罗特鲍姆多年来治疗许多恐惧症患者的延续。她让患者在有安全保障的环境中面对令其畏惧的事物，并缓慢提高恐怖程度，比如，首先让患者看"蛇"的单词，然后依次是一幅蛇的图片、一条笼中的蛇等等。虚拟现实实验也采用了类似的原理，只不过治疗师以前治疗恐高症时，需要费力寻找观光电梯，而现在利用虚拟现实技术后，治疗师很快就可以模拟出高耸的阳台或遍布毒蛇和蜘蛛的丛林。通过虚拟现实来消除恐惧记忆，可以在大脑深处的杏仁核（逻辑思维无法渗透到这一脑区）中植入信息：其实并没有什么可害怕的！

不过，清除记忆是很复杂的。这一过程并非只是简单地擦除恐惧记忆，而是要形成新的安全记忆，来对抗原有的精神创伤。"'清除'并不是一个恰当的词语。"罗特鲍姆的同事迈克尔·戴维斯（Michael Davis）说，"这不像恐龙灭绝那么彻底。当机体处于应激状态或新环境中时，恐惧记忆将卷土重来。显然，恐惧记忆并不是彻底消失了。"这一现象给戴维斯、罗特鲍姆以及克里·雷斯勒（Kerry Ressler）带来了新的启示，他们试图利用一种增强记忆的药物来强化清除过程——这听起来似乎是自相矛盾的，但其实不是。他们使用的药物叫作D-环丝氨酸（D-cycloserine），是一种用来治疗肺结核的抗生素。这种药物在大脑中也能发挥作用，可以激活NMDA受体（谷氨酸受体中的一类）。戴维斯说："NMDA受体是一种'生化同步事件检测器'（biochemical coincidence detector）。"如果多个神经元同时放电，NMDA受体就会被激活，并使下游神经元的细胞膜去极化，钙离子通道打开，引发一系列下游反应，从而促成LTP、记忆和学习过程。

恐惧记忆很容易产生，根据这一点，戴维斯认为，一个令人恐怖的事件一定会在杏仁核中留下一系列影响。你在回忆与狮子相遇时，并不需要任何化学物质的参与，"一朝被蛇咬，十年怕井绳"，这一谚语极好地阐述了这一点。相反，清除已经产生的恐惧记忆则很缓慢，甚至很艰难。我们可以通过让受害者回忆曾经遭遇的危险，而不是遗忘这些记忆，来使他们克服恐惧记忆。但是，正如戴维斯所说，如果你让细菌恐惧症患者触碰马桶座来进行治疗，那他中途退出的概率将非常高。如果常规疗程需要八次治疗，那么使用D-环丝氨酸后，可以将整个疗程缩短到只要两次治疗，这显然是个巨大的进步。目前，研究人员已经在开展临床实验，检测D-环丝氨酸是否能够加速PTSD患者的记忆清除过程。当然，重塑负面记忆并不见得一定要靠药物来实现。

重写记忆

美国纽约大学的伊丽莎白·菲尔普斯（Elizabeth Phelps）进行了一项不同的实验。受试者坐在电脑屏幕前，手腕和手指接上电极。一套设备传递刺激，另一套设备记录皮肤电传导——这是用来定量测定恐惧的标准方法。将受试者分为三组，并处于完全相同的测试环境：当电脑屏幕上显示一个蓝色方块时，发出一个电刺激信号。第二天，对全部三组受试者进行记忆清除训练，即在没有电刺激的情况下，让受试者反复观看屏幕上出现的蓝色方块，直到他们对蓝色方块的出现不再有任何反应。不过，其中两组在接受记忆清除训练前，预先进行了额外训练，即分别在记忆清除训练前10分钟和6小时，对这两组受试者进行一次"提醒实验"。实际上，"提醒实验"与单次记忆清除训练完全相同：受试者看到蓝色方块，而没有受到电刺激。但是，"提醒实验"给大脑留下的影响却完全不同。在记忆清除训练后，电刺激诱发的条件反射式恐惧常常自发重现。仅仅一天后，三组受试者中就有两组出现了恐惧自发重现。但是，在记忆清除训练前10分钟接受"提醒实验"的那组，并没有出现恐惧自发重现，这表明记忆清除训练对这一组受试者更加有效。令人震惊的是，这种效果甚至能持续一整年。

这是为什么呢？菲尔普斯的答案重新回到了"巩固理论"（consolidation theory）。这一理论认为，将记忆及其情绪效价保存到长时存储中，需要几个小时。这就提示我们，存在一个时间窗，在这个时间范围内，可以实现对记忆的人为干预。皮特曼和同事曾在美国麻省总医院做过这样的研究，只可惜他们的研究以失败而告终。最近，一篇发表于2000年的论文再度引起人们的关注，文章作者卡里姆·纳德（Karim Nader）当时是美国纽约州立大学记忆研究专家约瑟夫·勒杜克斯（Joseph E. LeDoux）实验室的一名成员，现任职于加拿大麦吉尔大学。他的文章使一个不受欢迎的早期假说成为焦点：追忆往事时，相关的记忆可以被修改。根据这一观点，记忆并不像一个剪贴本或日记本，而是像一个硬盘，其中储存的文件每次被读取时，都会被修改。记忆被唤醒（这正是菲尔普斯的实验中"提醒实验"的作用）后的一段时间内，是非常"不稳定的"，几个小时后又重新巩固下来。

对于记忆可以被修改这一现象，目前最令人信服的解释就是，新信息可以更新记忆。尽管如此，科学家对于这一现象在进化上有何作用仍然存在争论。比如，被狮子咬和被猫鼬咬是完全不同的体验；在刺激平息、伤口愈合后，是否能回忆并区分这两者之间的不同，对于个体来说，关乎生命安全。2000年，纳德、勒杜克斯和现在任职于美国耶鲁大学的格伦·沙弗尔（Glenn E. Schafe）一起指出，在记忆得到再巩固的过程中，能够阻止大鼠巩固"新版记忆"的药物也能清除现存记忆。从那时起，科学家就开始了新一轮的学术竞争，试图在人身上实现这一点。

不幸的是，目前用在大鼠身上、可以系统性阻断蛋白质合成的药物，对人体是有毒的。因此，研究人员的兴趣转向了相对安全的药物，比如普萘洛尔和美替拉酮（metyrapone）。美替拉酮能够抑制皮质醇（cortisol，另一种与形成情感强烈的记忆相关的应激激素），酒精和吗啡也可能具有类似的作用。不过，对于这些药物的研究目前还没有确定性结论，因为在有意识、可以自我感知的人身上分析单个心理学参数是极其困难的，人的现存记忆与个性，要比实验室中使用的大鼠复杂得多。

几年前，荷兰阿姆斯特丹大学的研究人员梅雷尔·金迪特（Merel Kindt）曾报道，在再巩固过程中使用普萘洛尔，能减轻对蜘蛛图像有反射性恐惧的受试者的恐惧感（检测指标是眼轮匝肌的电位水平）。不过，皮特曼认为，普萘洛尔的作用还有待确认——这就是菲尔普斯和同事丹尼拉·席勒（Daniela Schiller）等人在2010年发表他们关于记忆再巩固的研究时，那么多科学家都感到非常兴奋的原因。菲尔普斯在研究中并未使用普萘洛尔。

菲尔普斯等人在文章中写道，这些发现"表明我们可以通过一种对人体安全而灵活的非侵入式技术，防止恐惧感重现"。此外，"这一技术能够特异性地针对某些恐惧记忆，而不影响其他记忆，并且这种效果至少可以维持一年"。研究人员对这一报道非常兴奋，以至于菲尔普斯觉得有必要提出警示："这项研究还处于初级阶段。自2000年以来，研究人员已经进行了大量相关研究，发表了数百篇大鼠实验的论文，以及若干篇人体实验的论文。事实上，从第一个动物实验开始，人们就开始讨论能否治愈PTSD，然而10年来，我们在人体实验上——对健康的大学生进行试验——一直没有取得任何实质性进展，更不要说现实中的患者了。如今，我们取得了一些进步，但这花了我们七年时间。我们让受试者对屏幕上的蓝色方块产生了恐惧感，后来又帮助他们稍微减轻了这种恐惧感。"

　　普萘洛尔会是终极答案吗？或者说，它是否就是萨克特梦寐以求的那种药物，既有ZIP一样的效果，又能特异性地阻止记忆再巩固？勒杜克斯认为，对于记忆的研究已经在治疗PTSD等严重精神障碍方面"开花结果"了，而其他人则没有这么乐观。考虑到众多受到折磨的患者，我们对罗特鲍姆的观点无比赞同："对PTSD最好的预防，就是不要再有战争。"

扩展阅读

PKMζ Maintains Spatial, Instrumental, and Classically Conditioned Long-Term Memories. Peter Serrano et al. in *PLoS Biology*, Vol. 6, No. 12, pages 2698–2706; December 23, 2008.
　Preventing the Return of Fear in Humans Using Reconsolidation Update Mechanisms. Daniela Schiller et al. in *Nature*, Vol. 463, pages 49–53; January 7, 2010.

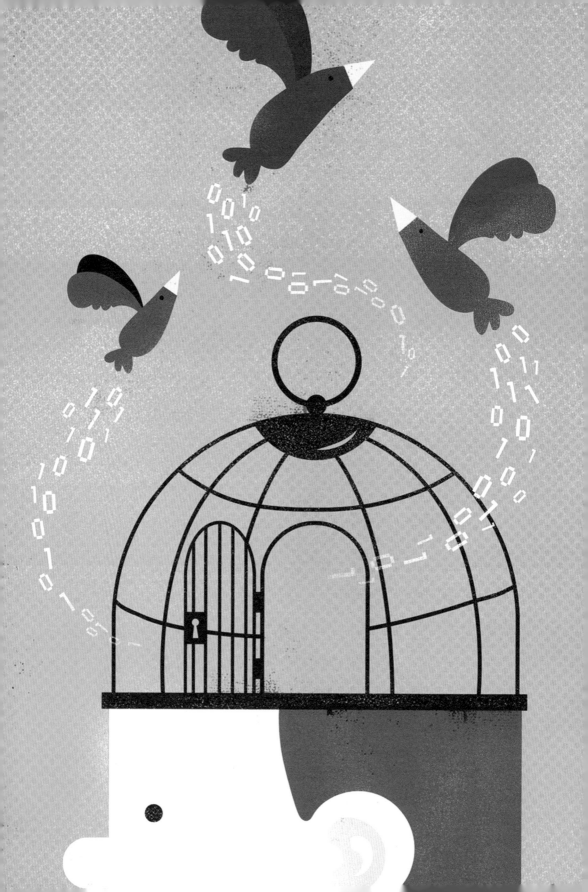

网络搜索
改变大脑

几千年来，人类都依赖彼此记忆日常生活的细枝末节。现在，我们依赖的是"云"，它正在改变我们感知和记忆周围世界的方式。

撰文 / 丹尼尔·韦格纳（Daniel M. Wegner）

阿德里安·沃德（Adrian F. Ward）

翻译 / 邹璐

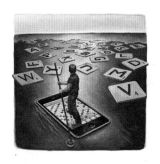

精彩速览

传统的记忆行为是一项社会化工作，夫妻中的一个记得烹调火鸡的方法，而另一个知道如何修理漏水的水槽。

互联网改变了一切。网络几乎随处可及，许多人遇事的第一反应可能是掏出智能手机上网搜索，而非打电话给朋友求助。

"永不离线"的状态，改变了我们对自己的主观感觉，个人记忆与互联网信息之间的界限开始变得模糊。

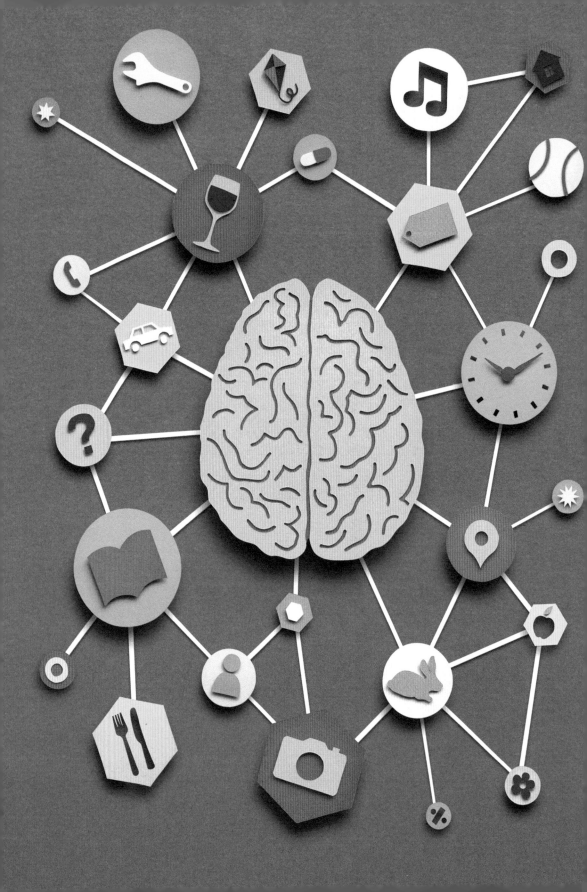

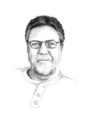

丹尼尔·韦格纳是哈佛大学心理学教授，他研究的众多领域包括了交互记忆和思维抑制。韦格纳长期患病，于2013年7月去世。美国心理学会评价说："他的思想将永存于他对心理科学做出的创造性和开拓性贡献中，他将研究带给他的快乐传承给学生，并书写在著作之中，亦会永远流传下去。"

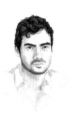

阿德里安·沃德曾师从韦格纳就读于哈佛大学，他的博士论文研究人们如何将互联网整合成为自我的一部分。现在，他是科罗拉多大学博尔德分校的助理研究员。

一对夫妻接到了一封生日宴会的邀请函。根据以往的经验，两人凭直觉就知道随后该做什么。他们一人负责考虑当天应该穿得正式还是随意，而另一个负责记住宴会的时间和地点。

我们在某种程度上，都会将大脑的工作分摊给他人。每当面对新的信息，我们只会记住其中的某些东西，而自动将记忆其他事实与概念的任务，分摊给群体的其他成员。当我们记不起某人的名字，或者不知该如何修理一台坏掉的机器时，只要向负责记忆这些信息的人求助就好。如果你的车开始咣当乱响，你会给"好机友"雷伊打电话。记不得《卡萨布兰卡》的主演是谁？问问"电影控"玛西就行。任何社会单位——不论一对夫妇，还是一个跨国公司的会计部门，都会将记忆人、事、物的琐细任务分派到不同成员的头上。在上述几个事例里，我们不仅知道自己脑海中储存的信息，也"知道"其他同伴负责记忆的信息。

这种分配模式避免了毫无意义的重复劳动，还能扩大一个群体的记忆总容量。当我们将记忆某类信息的任务托付于他人，原本负责这部分记忆的认知资源就得到了释放。作为交换，我们可以利用这些资源加深自己所负责领域的知识。比起各自为战，群体成员对信息负荷的相互分担，使得每一个个体都能获得更广泛、更深入的知识。记忆的分配将一个群体维系在一起，任何一个个体如果不能从整个群体的"知识库"中提取信息，那么他就是不完整的。一旦相互分开，那对奔赴生日宴会的夫妇肯定会傻眼，一个人可能不得不穿着燕尾服在街头游荡，另一人虽然可能准时到达宴会，身上却套着运动衫。

依赖于所谓的"交互记忆系统"，这种分担信息的趋势在一个"面对面互动"的世界里发展起来。在这样一个世界里，人类大脑代表了信息储存能力的巅峰。然而，这个世界已经不复存在。随着互联网的发展，曾经"火力全开"的人类大脑已在竞争中落败。

iPhone的Siri进入社交群体后，一切发生了改变。当今世界，几乎所有信息都能通过互联网搜索得到。我们的研究发现，人类已差不多将互联网，当作了交互记忆系统中的人类伙伴。我们像拜托家人、朋友、爱人时一样，将记忆交给了"云"。然而，互联网却不同于人类交互记忆系统中的伙伴——它知道得更多，制造信息的速度更快。互联网不仅可能取代了"他人"这种外援式的记忆资源，也取代了我们自身的认知能力。互联网不仅消除了我们与同伴分享信息的需要，也瓦解了将即时习得的重要信息存储进生物式记忆系统的冲动。这，就是我们所谓的"谷歌效应"（Google effect）。

新的记忆拍档

我们最近的一项实验，显示了互联网已在多大程度上将朋友或家人分担我们的日常记忆的作用取代。美国哥伦比亚大学的贝其·斯帕罗（Betsy Sparrow）、当时在威斯康星大学麦迪逊分校的珍妮·刘（Jenny Liu）和本文作者之一的韦格纳，让受试者将40个好记的简单事实（例如"鸵鸟的眼睛比脑大"）输入电脑。受试者分为两组，一组被告知电脑会储存他们的工作，而另外一组则以为这些信息将被删除。此外，不论电脑是否会储存信息，每一组都有半数的成员被要求记住这些信息。

我们发现，那些相信电脑已经保存了信息的受试者，记忆信息的效果更差一些。他们似乎把电脑当作了我们几十年前就开始研究的"交互记忆伙伴"，习惯性地将信息交给电脑，而非自己的大脑。令人惊讶的是，即便研究人员明确要求受试者记住相关信息，这种趋势也依然存在。似乎只要有"网络伙伴"在，人们将记忆负荷交给数字设备的愿望就会无比强烈，以至于无法将细微的事情"刻进"脑海。

我们的另一项实验，是研究人们在解决问题时，求助于互联网的快慢程度。为探索这个问题，我们采用了心理学家称为"斯特鲁普任务"（Stroop task）的测验，让受试者查看一系列颜色不同的单词，并在忽略单词意思的前提下，识别单词本身显示的物理颜色。通过测量受试者的反应速度，我们可以判断每个单词吸引受试者注意力的程度。如果他们对某个单词的反应较慢，我们就可以假设，这个单词的含义与他们正在思考的东西有关。比如，一个24小时没有进食的人，认出一个代表食物意思的单词的颜色的速度，就比一个已经吃饱的人更慢一些。与食物有关的单词和受试者当前的需求息息相关，所以他很难忽略这些单词的意思，做出反应的时间也就更长。

在我们的实验里，受试者需要完成两项斯特鲁普任务：一个任务在回答简单的细节问题后进行，另一个则在回答困难的细节问题后进行。斯特鲁普任务里的单词，要么与互联网相关，比如红色的"谷歌"（Google），或蓝色的"雅虎"（Yahoo）；要么就是普通的品牌名称，比如黄色的"耐克"（Nike）或绿色的"塔吉特"（Target）。

我们发现，回答困难的细节问题——即受试者无法独立回答的问题（比如"是否每个国家的国旗都至少有两种颜色？"），对他们之后识别颜色的反应时间，存在显著的影响。与一般的品牌单词相比，人们在识别与互联网相关单词的颜色时，花费的时间更长。这表明，当我们遇到无法回答的问题，"上网搜索"的冲动会很快进入我们的脑海。显然，当有人要求我们提供自己不知道的信息，我们最先想到的是"互联网"这个无所不知的"朋友"。只需手指简单地一点，或者发一条毫不费力的语音指令，它就能告诉你想要的信息。将记忆多种信息的任务转交给互联网，或许意味着我们已经用无所不知的数字云端，替换了交互记忆系统的其他伙伴——朋友、家人，还有其他人类专家。

新的自我

从朋友和熟人组成的交互性社会网络，到数字化的云端，我们分派记忆的对象发生了改变。从很多方面来讲，这都符合常理。散落于互联网的海量字节，与储存在一个朋友大脑中的信息有明显的相似之处：互联网将信息储存起来，并能根据问题，从中检索答案；它甚至还能以出人意料的人性化方式与我们互动——记住我们的生日，

91

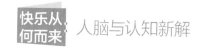

甚至可以回应我们的语音指令。

另一方面，互联网不同于我们之前遇到的任何一个人。因为它总是存在，永远处于"开启"状态，几乎无所不知。智能手机能够获取的信息，远多于任何一个人所能记忆的信息，很多时候甚至大于整个群体所存储的信息量。它总是在更新，除非断电，它绝不会记错或忘记，而我们的大脑却经常出现这些问题。

互联网的惊人效率，与传统的信息搜索方式形成了鲜明对比。若要向朋友咨询问题，我们一般需要先知道他们的行踪，并在心里祈求他们知道我们想要的东西，还要等他们磨磨蹭蹭地一边清嗓子，一边在头脑里搜寻答案。同样，如果想查询书中的信息，你需要先开车到图书馆，然后在分类卡片里慢慢摸索，接着在书架间来回穿梭，然后才能找到想要的材料。我们向熟人或参考书寻求信息的行为，恰恰表明了我们对外部信息资源的依赖。

然而，谷歌和维基百科改变了这一切。当互联网变作我们的密友，个人的内部记忆（存储在大脑里）和外部记忆（从前是朋友，现在是互联网）的区别，发生了根本性变化。现在，智能手机从互联网提取信息，有时比我们从自己记忆中提取信息还要快。智能手机搜索信息的即时性，或许已开始模糊个体记忆与互联网上大量数字信息间的界限。

最近，我们团队在哈佛大学进行的一项实验，测试了人们将互联网整合进主观的自我认知的程度。为了进行这一研究，我们想要再一次确认人们遇到细节性问题时，向搜索引擎寻求帮助的倾向。在实验开始前，我们编制了一个量表，它可以测量人们对自己记忆能力的评价。在量表测试中选择"我很聪明"或者"我记性很好"，可以代表一个人有着健康的"认知自尊"（cognitive self-esteem）。

我们将参与者分为两组，请他们回答一系列的细节性问题。我们允许其中一组使用谷歌，而另一组必须自力更生。当他们回答完问题后，我们用量表对他们进行测试。

使用互联网搜索答案的一组，明显表现出了更强的认知自尊。令人惊讶的是，即使他们的回答完全来自网络，人们也会错误地认为，给出答案的是自己的头脑，而非谷歌。

为了确保这些人所拥有的"智力优越感"，并不只是因为他们在谷歌的帮助下答对了更多题目，我们随后进行了一个相似的实验。我们向那些没有使用搜索引擎的人，给出了错误的反馈，让他们误信自己差不多答对了所有问题。当两组参与者自以为答对了相同数量的题目时，那些使用了互联网的参与者，依然觉得自己更聪明。

这些结果暗示，我们被谷歌拉高的认知自尊，并不只源于"回答正确"所立刻带来的积极反馈。搜索这一行为本身，使人们将"谷歌"看作了他们"认知工具箱"的一部分。在受试者看来，一次搜索的结果并不是从网页上获取的一个日期或名字，而是受试者自身记忆产生的一个成果。他们完全将谷歌算法的产物，当作了自己知道的东西。

将记忆分摊给谷歌和我们的大脑灰质，会产生一个具有持久讽刺意味的心理学效应。所谓"信息时代"的出现似乎造就了一代人，他们自认比以往的任何人都懂的多；但事实上，对谷歌的依赖，恰恰说明他们可能对周围世界的认识少之又少。

然而，在我们成为"互联脑"（inter-mind）一员的同时，也会发展出一种不再依赖我们大脑中本地记忆的新型智力。当我们从记忆日常事实的需求中解放出来，就可以利用空余出来的这部分脑力资源，去实现一些雄心勃勃的事业。这种正处在进化之中的"互联脑"，或许可以将人类个体的创造力与互联网上丰沛的知识结合在一起，使我们有能力突破一些自己制造的困境。

当计算机技术和数据传输的发展模糊了人脑与机器间的界限，我们或许可以超越一些由认知能力不足造成的思维和记忆短板。这种改变，并不意味着我们从此陷入失去自我的危机。相反，我们不仅与其他人类伙伴建立了交互记忆系统的合作关系，更与互联网这个前所未有的强大信息资源建立起联系——我们只是将自己融入了一个更伟大的事物之中。

扩展阅读

Transactive Memory: A Contemporary Analysis of the Group Mind. Daniel M. Wegner in *Theories of Group Behavior*. Edited by Brian Mullen and George R. Goethals. Springer, 1986.
Google Effects on Memory: Cognitive Consequences of Having Information at Our Fingertips. Betsy Sparrow et al. in *Science*, Vol. 333, pages 776–778; August 5, 2011.

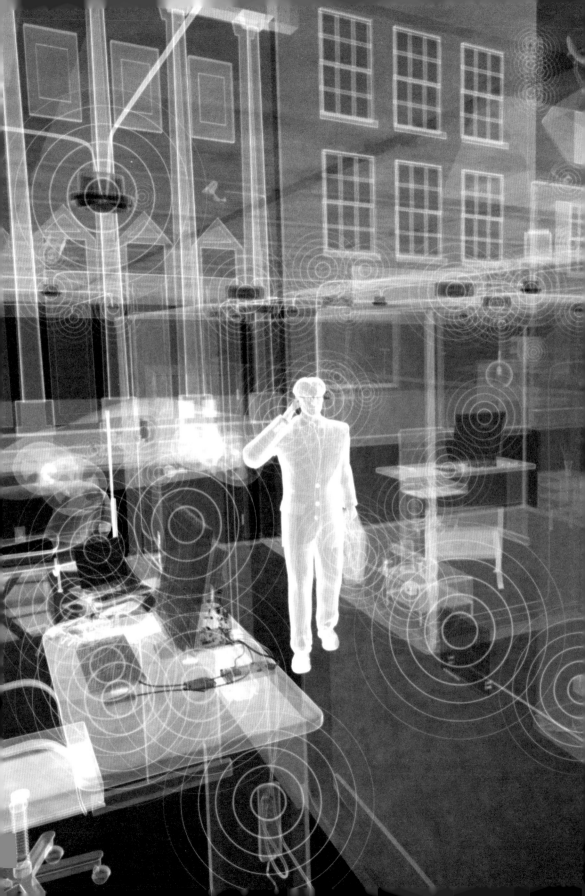

冥想之力，重塑大脑

> 冥想的历史可以追溯到几千年前，现代神经科学正在揭示，这种古老的行为到底对人体有什么影响。

撰文 / 马修·李卡德（Matthieu Ricard）
安托万·卢茨（Antoine Lutz）
理查德·戴维森（Richard J. Davidson）
翻译 / 易小又

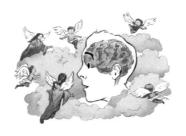

| 精彩速览 |

冥想这种行为历史悠久。世界上几乎所有宗教都有冥想活动。近年来，作为一种平静内心、促进身心健康的方法，起源于佛教各分支的冥想实践已经走进了大众视野。

常见的三种冥想方式为：专注冥想、正念冥想、慈悲冥想。不管是在医院还是在学校，冥想无处不在，而且它正逐渐成为全世界科学家的研究对象。

大脑扫描等技术显示了冥想能让人脑发生变化——某些脑区的体积会变大。冥想实践者也能体验冥想带给自己心理上的益处：他们对刺激的反应变快了，而且不易受到各种形式的压力的影响。

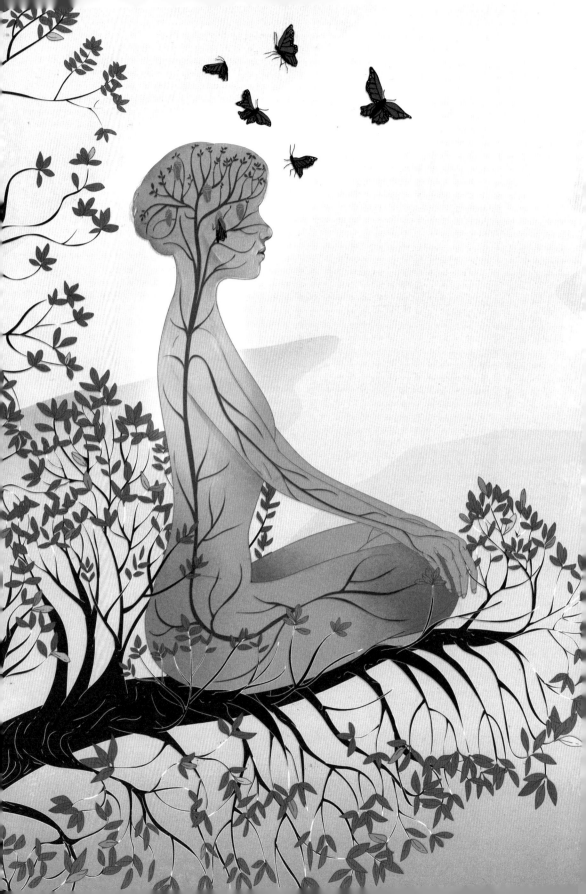

马修·李卡德大约在40年前放弃了自己的细胞遗传学事业，离开法国前往喜马拉雅山，成为一名佛教教徒。

安托万·卢茨，法国国家健康与医疗研究所一名研究科学家，同时在威斯康星大学麦迪逊分校任教，一直以来都是冥想神经科学领域的领头人。

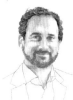

理查德·戴维森，冥想科学带头人，也是美国威斯康星大学麦迪逊分校韦斯曼大脑影像与行为实验室和心智健康调查中心的主任。

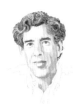

2005年，当美国神经科学学会邀请一位宗教人士在该学会的年会上发表演讲时，近35 000名与会者中，有数百人提出反对，希望取消宗教人士的演讲。因为他们认为，学术会议中没有宗教人士的位置。但这位宗教人士却向与会科学家提出了一个挑战，并激发了很多问题。他在演讲中说道："佛教这个古印度的传统哲学和宗教，与现代科学之间有何联系？"

早在20世纪80年代，一场科学与佛教的对话就已经开始了，致力于研究冥想的美国心智与生命研究所因此成立。2000年，关于冥想的研究有了新的关注点：邀请科学家研究佛教资深冥想者的大脑活动。所谓的"冥想神经科学"这一学科分支也由此建立。佛教资深冥想者，指的是冥想时间超过1万个小时的冥想者。

近15年来，100多名佛教人士，以及大量冥想初学者参与了威斯康星大学麦迪逊分校和其他至少19所大学开展的科学实验。实际上，本文就是由两位威斯康星大学的神经科学家和一位最初接受过细胞生物学训练的佛教人士合作完成的。

通过比较资深冥想者和初学者及非冥想者的大脑扫描结果，科学家已经开始解

大脑扫描

多样化的冥想体验

神经成像等技术的发展，让科学家可以深入了解冥想期间大脑会发生什么变化。此项研究涉及三种主要的冥想方式：专注冥想、正念冥想、慈悲和仁爱冥想。下图为读者解释了在专注冥想期间，大脑发生的各种事件以及被激活的特定大脑区域。

专注冥想
专注冥想通常会指引冥想者将注意力集中在自身的呼吸节奏上。即便是专家，也会走神，因而必须重新把注意力集中在关注对象上。埃默里大学的一项大脑扫描研究确定了与注意力转移明显相关的大脑区域。

正念冥想
正念冥想又称"开放监视"冥想，它让冥想者留心视觉图像、声音以及身体内部感觉、自身想法等其他各种感觉，同时又不能让注意力被这些感觉带走。资深冥想者的岛叶皮层、杏仁核等与焦虑相关的大脑区域的活跃程度会明显下降。

慈悲和仁爱冥想
慈悲和仁爱冥想要培养利他精神，不管对方是敌是友。当我们设身处地替他人着想时，颞顶联合区等大脑区域的活动就会增强。

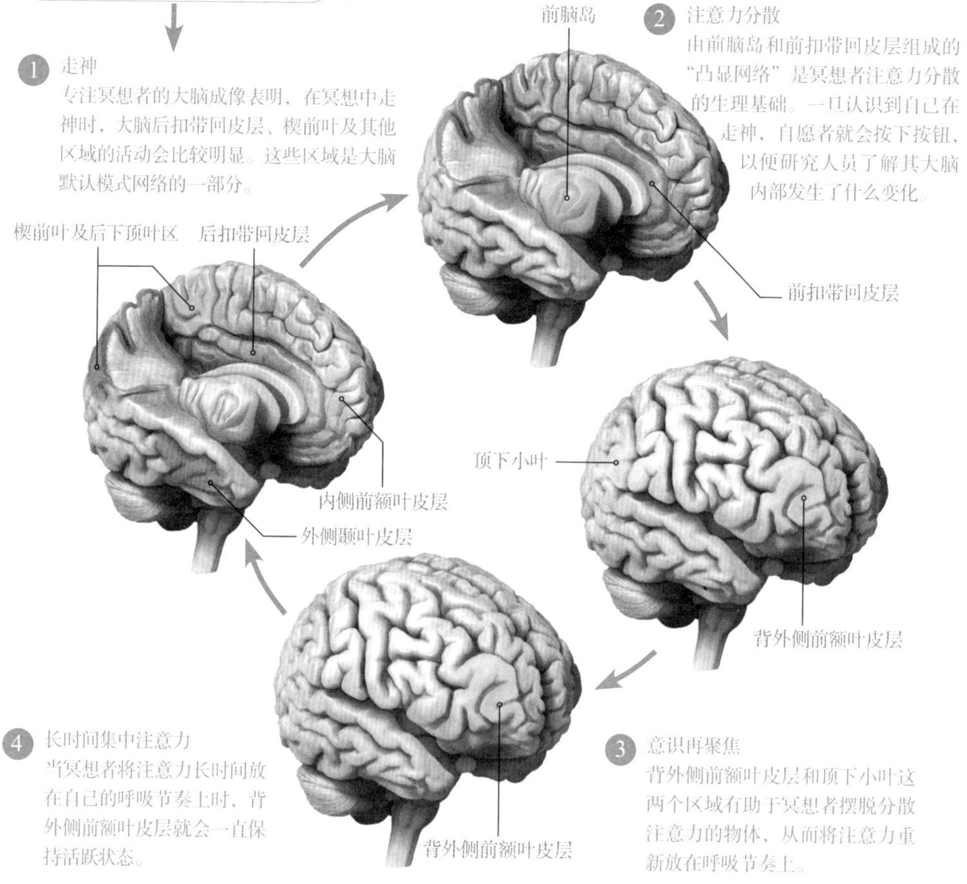

1 走神
专注冥想者的大脑成像表明，在冥想中走神时，大脑后扣带回皮层、楔前叶及其他区域的活动会比较明显。这些区域是大脑默认模式网络的一部分。

楔前叶及后下顶叶区   后扣带回皮层

内侧前额叶皮层

外侧颞叶皮层

前脑岛

2 注意力分散
由前脑岛和前扣带回皮层组成的"凸显网络"是冥想者注意力分散的生理基础。一旦认识到自己在走神，自愿者就会按下按钮，以便研究人员了解其大脑内部发生了什么变化。

前扣带回皮层

顶下小叶

背外侧前额叶皮层

4 长时间集中注意力
当冥想者将注意力长时间放在自己的呼吸节奏上时，背外侧前额叶皮层就会一直保持活跃状态。

背外侧前额叶皮层

3 意识再聚焦
背外侧前额叶皮层和顶下小叶这两个区域有助于冥想者摆脱分散注意力的物体，从而将注意力重新放在呼吸节奏上。

释，为何冥想有可能增强人们的认知能力，带来情感上的好处。其实，冥想的目标与临床心理学、精神病学、预防医学和教育学的许多目标有交叉重叠的地方。正如不断增多的研究结果显示，冥想可能有治疗抑郁和慢性疼痛的功效，还能增强幸福感。

冥想对人体有益的发现符合神经科学领域的最新研究结果——通过实践活动，成年人的大脑仍然可以发生明显变化。这些研究显示，在我们学习杂耍或弹奏乐器时，大脑会通过一种名为神经可塑性（neuroplasticity）的过程发生改变。随着演奏乐器的技艺越来越精湛，小提琴演奏者大脑中控制手指活动的区域会日益变大。在我们冥想时，似乎也会出现类似的变化过程。周围环境没有丝毫改变，但冥想者通过调整自己的精神状态以达到内心充实的境界。这是一种可以影响大脑功能及其物理结构的体验。从研究中收集到的证据显示，冥想可以使大脑的某些神经回路重新连接，这不仅会对精神和大脑产生有利影响，还会惠及全身。

什么是冥想

冥想根植于世界上几乎所有主要宗教的禅修练习中。它在媒体上无处不在，这也让这个词有了多种含义。我们这里提到的冥想是对人的基本素质的培养，这些素质包括更稳定清晰的头脑、情感平衡、关心他人的意识，甚至是爱和同情。如果人们不积极开发这些素质，它们将会一直隐而不现。冥想同时也是对一种更安详、更灵活的存在方式的熟悉过程。

总体来说，冥想难度不大，不需要任何设备或运动服，随便找个地方就可以开始。冥想者首先要选择一个舒适的姿势，身体既不要绷得太紧，也不要太松弛，心里想着要改变自己，希望别人健康快乐，远离痛苦。随后，冥想者必须稳定自己的心绪。我们的心绪经常很杂乱，充满了喋喋不休的声音。要控制自己的心绪，就得把它从无意识的心理调节和内心的迷茫中解放出来。

本文将讨论在完成三种常见的冥想时，大脑会发生什么变化。这三种冥想方式源于佛教，现在也同样存在于全世界的医院、学校等公众场所里。第一种方式是专注冥想（focused-attention meditation），旨在控制大脑，将注意力集中在当前时刻，同时提高冥想者对分散注意力的东西保持警惕的能力。第二种方式是正念冥想（mindfulness）或称"开放监视"冥想（open-monitoring meditation），旨在让冥想者减少对当前想法和感觉的情绪反应，以防情绪失控和精神痛苦。在正念冥想过程中，冥想者须时刻留心自己的所有感受，但又不能将注意力集中在任何特定感受上。最后一种冥想是培养冥想者的同情心和利他精神，同时把对个人的专注倾向最小化。

透视冥想中的大脑

神经科学家目前已经着手探索各类冥想活动期间大脑内部会发生什么。当时还在美国埃默里大学的温迪·哈森坎普（Wendy Hasenkamp）和同事运用大脑成像技术，找到了可由专注冥想激活的神经网络。在大脑扫描仪中，参与者通过训练，将自己的注意力集中在因呼吸而产生的感觉上。通常，在这种形式的冥想期间，冥想者会走神，他们必须意识到这点，然后将注意力重新集中在自己平稳的呼气和吸气的节奏上。在这项研究中，冥想者在意识到自己走神时，须按下信号按钮。研究人员通过实验，鉴定出了认知周期的四个阶段：大脑走神阶段、意识到注意力分散阶段、重新集中注意力阶段以及恢复专注阶段。

这四个阶段都涉及特定的神经网络。周期的第一阶段，即在冥想者走神时，大脑默认模式网络（default-mode network，以下简称DMN）的活动就会增加。大脑默认模式网络包括这些区域：内侧前额叶皮层（medial prefrontal cortex）、后扣带回皮层（posterior cingulate cortex）、楔前叶（precuneus）、顶下小叶（inferior parietal lobule）以及外侧颞叶皮层（Lateral temporal cortex）。目前已知的是，人在走神时，DMN会被激活，在建立和更新人们的内心世界时发挥广泛的作用（人们内心世界的建立是基于自我和对他人的长时记忆）。

在冥想者意识到注意力分散的第二阶段，大脑的活动区域转移到其他脑区，比如前脑岛（anterior insula）和前扣带回皮层（anterior cingulate cortex），也就是我们所谓的"凸显网络"（salience network）。这一网络可以调控我们的主观感受，而这些感受可能会导致我们在执行任务期间分心。一般认为，凸显网络在感知新事件时会发挥重要作用。而在冥想期间，凸显网络可以切换各个神经元群的活动状态，比如，

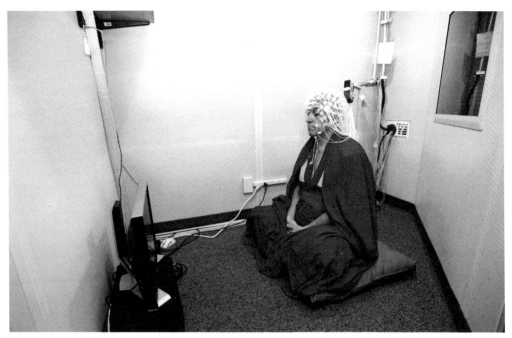

本文作者、曾经的生物学家马修·李卡德正在冥想，同时让其他研究人员监测他的大脑活动。

把注意力从大脑默认模式网络转移到其他地方。

认知周期的第三个阶段涉及另外两个大脑区域：背外侧前额叶皮层（dorsolateral prefrontal cortex）和外侧顶下小叶（lateral inferior parietal lobe）。它们可以让注意力离开任何让人走神的外界刺激，从而让冥想者重新集中注意力。最后，在第四个阶段中，位于前额之后的背外侧前额叶皮层活动会增多，这通常表明注意力已经集中在某一对象身上，比如呼吸。

在威斯康星大学的实验室里，我们根据冥想者的经验级别，进一步观察了不同的活动模式。和冥想初学者相比，在冥想时间超过1万个小时的资深冥想者的大脑中，与注意力有关区域的活跃度更高。但矛盾的是，经验最为丰富的冥想者的活动程度，还不如经验稍逊的资深冥想者。高级冥想者似乎掌握了一种方法，可以更容易达到聚精会神的状态。这些效应类似音乐家和职业运动员的技能，只需最低限度的意识控制，就能让自己的表现处于最佳状态。

为了研究专注冥想的作用，我们还对冥想训练前后的自愿者展开了研究。该训练为期三个月，每天至少进行八个小时的高强度训练。自愿者头戴着耳机，耳机里面会播放特定频率的声音，偶尔掺杂轻微的高音。自愿者需要在10分钟内，专注于一只耳朵听到的声音，并对定期掺杂其中的高音做出反应。我们在训练结束后发现，在这种容易让人走神的、高度重复的任务中，相比那些没有接受过冥想训练的对照组自愿者，冥想者的反应时间在不同测试中的变化幅度较小。结果表明，冥想者有更强的能力让自己保持警觉。而且在第二次实验中，只有冥想者的大脑对高音的反应表现得比较稳定。

正念冥想

第二种经过深入研究的冥想类型——正念冥想，也涉及另一种形式的注意力。正念冥想又称开放监视冥想，要求冥想者留心看到和听到的一切，并且监视身体内部的感觉以及内心想法。冥想者会一直留心身边发生的一切，但又不会过分沉浸于某一感觉或想法。每当大脑走神时，冥想者又会重新回到这种超然的冥想状态。随着冥想者越来越专注于察觉周围发生了什么，那些诸如工作中让人气恼的同事、家中让人担忧的小孩之类的日常烦恼就变得没那么让人头疼了，接着就会逐渐产生一种心理上的幸福感。

我们和当时还在威斯康星大学的希林·史雷特（Heleen Slagter）通过检测自愿者感知快速出现的视觉刺激的能力，来了解正念冥想对大脑功能的影响——正念冥想有时也被称为无反应意识（nonreactive awareness）。为了开展这项实验，我们在屏幕上迅速放映了两个数字，自愿者必须在一连串字母中识别这两个数字。如果第二个数字出现在第一个数字300毫秒之后，第二个数字往往会被自愿者漏掉。这种现象被我们称为注意瞬脱（attentional blink）。

如果第二个数字比第一个数字晚出现600毫秒，那么自愿者就会轻而易举地看见该数字。注意瞬脱现象说明，大脑在短时间隔内感知两个连续出现的事物时，能力是有限的。当大脑大部分注意力都集中于处理第一个数字时，第二个数字难免会被遗漏。不过，在某些测试中，观察者常能看到第二个数字。我们猜测，通过正念冥想训练后，人们就不那么容易完全被第一个数字吸引。在正念冥想训练中，冥想者逐渐可以形成一种无反应式的感官知觉，减少注意瞬脱现象的出现。结果不出所料，经过为

冥想的益处

改变大脑

　　来自几所大学的研究人员探究了冥想是否能给大脑组织带来结构性变化。通过磁共振成像技术，他们发现，相对于对照组而言，20个经验丰富的专注冥想者的前额叶皮层（布罗德曼9区和10区）和脑岛的体积都更大一些（见下图）。这些区域负责处理注意力、感觉信息以及身体内部感觉。要证实这一发现，未来还需我们进行长期研究。

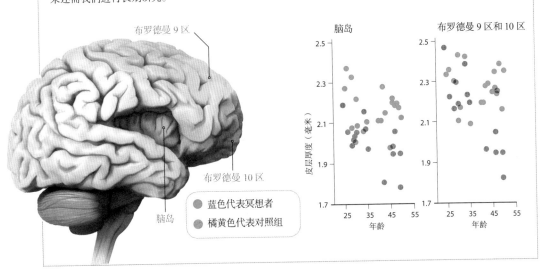

期三个月的高强度冥想训练后，冥想者看见两个数字的次数要高于对照组的自愿者。第一个数字出现时，冥想者特定脑电波的减弱，也反映了无反应式感官知觉的增强。P3b脑电波的分析结果显示，冥想者可以更好地分配自己的注意力，从而把注意瞬脱现象的发生几率降到最低（对P3b脑电波的分析，通常用于评估人们的注意力是如何分配的）。

　　时刻留意不愉快的感觉，以减少不易适应的情绪反应，进而摆脱不良情绪，这种方法在我们面临痛苦时特别有效。在威斯康星大学的实验室，我们研究了正在做高层次正念冥想（又叫开放式冥想，open presence）的资深冥想者。开放式冥想有时被称为纯意识（pure awareness）。在开放式冥想过程中，大脑会处于平静放松的状态，不会特别关注眼前某一事物，但思维却很清晰和敏锐，既不会兴奋，反应也不会迟钝。这时，冥想者可以观察周围情况，也可以感受到疼痛，但他们不会去解释、改变、拒绝或忽视这种感觉。我们发现，疼痛感在冥想者身上并不会减轻，但对冥想者造成的困扰显然不像对照组中那么明显。

相对于初学者来说，在疼痛刺激出现之前，资深冥想者大脑中与焦虑有关的区域——岛叶皮层（insular cortex）和杏仁核的神经活动会减少。而且，经过几次刺激后，资深冥想者大脑中与疼痛相关的区域对刺激的适应速度也更快。我们实验室进行的其他实验显示，冥想训练可以提高人体对基本生理反应（比如应激激素水平和炎症反应）的掌控能力，帮助人们更好地完成具有一定压力的任务，比如考试、在公共场合演讲等。

有几项研究显示，正念冥想有利于缓解焦虑和抑郁症状，还能改善睡眠质量。通过仔细监测和观察自己在难过和担忧时的想法和情绪，抑郁症患者可以在负面想法和情绪自行萌发时，通过冥想对这些情绪进行管理，从而减少对痛苦的强迫性回想（rumination）。1980年，当时还在英国牛津大学任职的临床心理学家约翰·蒂斯代尔（John Teasdale）和加拿大多伦多大学的津德尔·西格尔（Zindel Segal）研究表明，对于已经发作过至少三次抑郁症的患者来说，当再次发生严重抑郁症后的一年内，进行为期六个月的正念冥想训练并辅以认知疗法，可以将抑郁症复发的几率降低约40%。西格尔近来证实，冥想训练优于安慰剂，并且相对于那些标准的抗抑郁剂维持治疗来说，冥想训练在一定程度上能防止抑郁症复发。

慈悲和仁爱冥想

现在，科学家也在研究第三种冥想方式，这种冥想可以从态度和感受上，增强我们对他人的关爱和同情，不管对方是亲属、陌生人还是敌人。这需要我们首先了解别人的需求，然后发自内心地去帮助别人，让他们减少伤害自己的行为，从而减轻他们的痛苦。

为了培养慈悲之心，冥想者有时可能需要体验别人的感受，但仅仅是同别人的情感产生共鸣还不足以生成一种慈悲的思维模式。这类冥想还需要一种无私的、想要帮助受苦之人的意愿来驱动。事实证明，这种有关关爱和慈悲的冥想不只是一种精神训练，它还可能让医护人员、教师和其他有情绪衰竭风险的人群受益——情绪衰竭与这些人群的日常经历有关，他们经常会对他人的遭遇产生深刻的共情反应（分享别人的情感，对他人的处境感同身受，客观理解、分析他人情感的能力）。

冥想者首先要将注意力集中在对他人无条件的仁慈和关爱之情上，同时静静地重复可以传达自己意向的短语，比如"愿众生找到幸福和幸福之源，远离痛苦和痛苦之源"。2008年，我们对冥想经验比较丰富的自愿者（已进行过数千个小时的慈悲和仁爱冥想）展开了研究。结果发现，自愿者在聆听表达悲伤的声音时，他们大脑中几个区域的神经活动会增多——参与共情和其他情绪反应的次级躯体感觉皮层（secondary somatosensory cortex）和岛叶皮层的神经活动，要比对照组的活跃得多。这说明，冥想者对他人遭遇感同身受的能力有所提升，而且他们在情感上也没有表现出难以承受的迹象。慈悲冥想的练习也会增加颞顶联合区（temporoparietal junction）、内侧前额叶皮层、颞上沟（superior temporal sulcus）等大脑区域的神经活动，这些区域通常会在我们设身处地为他人着想时被激活。

最近，德国马普人类认知与脑科学研究所的塔妮娅·辛格（Tania Singer）和奥尔加·克利梅茨基（Olga Klimecki）与本文作者理查德·戴维森合作，试图在冥想者身上找出共情和慈悲这两种情绪的不同之处。他们注意到，慈悲和无私的关爱与积极情绪有关。他们指出，情绪衰竭或倦怠实际上就是一种共情"疲劳"。

慈悲和仁爱冥想来源于佛教中的冥想传统，根据这一传统，慈悲并不会导致悲伤和沮丧，反而会强化心灵力量和内心平衡，以及决心帮助受难者的勇气。如果一个小孩住院了，身旁有位慈爱的母亲握着他的手，轻声细语地给予安慰，这对病童的帮助肯定会多于一位在走廊里来回踱步、无法面对自己患病的孩子的焦虑母亲——她因共情而产生了无法承受的悲痛，最后可能会感到情绪衰竭。据估计，美国60%的看护人都会遭遇这种困扰。

为了进一步探究共情和慈悲机制，克利梅茨基和辛格把大约60名自愿者分成了两个小组。第一组成员的冥想内容是关爱和慈悲，而第二组的则是接受训练，培养对他人的共情能力。初步结果显示，在第一组，经过慈悲和仁爱冥想一周后，初学者看到视频短片中受难的人们时，会带有更多积极的、关爱的情感。而在仅仅培养共情能力的第二组，自愿者会对他人遭遇产生深深的共鸣，但这些情感同样会给他们带来负面情绪和想法，而且这个组的成员感觉更痛苦，有时甚至会达到无法自拔的地步。

发现第二组的情绪存在不稳定的情况后，西格尔和克利梅茨基为该组成员增加了一项训练——慈悲和仁爱冥想。随后，他们发现冥想训练消除了共情训练产生的负面影响，即自愿者的消极情绪减少了，积极情绪增加了。与此同时，几个与同情、积极情绪、母爱相关的大脑网络也发生了相应变化，这些区域包括眶额皮层（orbitofrontal cortex）、腹侧纹状体（ventral striatum）、前扣带回皮层等。此外，研究人员还能证明，一个星期的慈悲冥想可以增强人们在一款虚拟游戏中的亲社会行为（prosocial behavior）。这款游戏是为了检测自愿者的助人能力而专门开发的。

冥想带来的变化

冥想探索了心灵的本质，为我们提供了方法，让我们从冥想者的第一视角去研究意识和主观心理状态。我们和威斯康星大学的资深冥想者合作，用脑电图研究了他们在慈悲冥想期间的脑电活动。据冥想者描述，在这种冥想中，明确的自我概念变得不那么明确、稳固了。

我们发现，这些长期冥想的佛教人士可以随心所欲地维持一种特殊形式的脑电活动。确切地说，这种脑电活动叫高振幅 γ 频段振荡（high-amplitude gamma-band oscillation）以及25Hz和42Hz间的相位同步（phase synchrony）。在学习和有意识的知觉过程中，大脑会临时形成一些神经网络，以便整合认知和情感功能，而在这个过程中，脑电波振荡的这种协调性可能起着关键作用，那些临时性的神经网络也可能给大脑的神经回路带来持久性的改变。

高振幅振荡贯了整个冥想过程，一开始只是几十秒钟，但随着冥想程度的深入，持续时间会逐渐变长——冥想者的脑电图模式和对照组成员的脑电图模式不同，尤其是外侧额顶叶皮层的脑电图。虽然我们还需要进一步研究以加深对 γ 振荡功能的理解，但这些脑电活动的变化可能反映了资深冥想者对周围环境和内在心理过程的察觉能力有所提升。

冥想带来的变化不仅体现在明确的认知和情感过程中，还体现在某些大脑区域的体积上。这或许反映了脑细胞间建立的连接数量有所改变。

哈佛大学的萨拉·拉扎尔（Sara Lazar）和同事开展的一项初步研究显示，冥想者大脑中的脑岛和前额叶皮层的深色部分（即灰质），在体积上与对照组成员有所不同，尤其是布罗德曼9区和10区，这些区域在各类冥想活动中经常被激活。而上述灰质体积的差异都是在年纪稍长的自愿者中发现的，这表明，冥想可能会影响大脑皮层厚度随年龄变薄的趋势。

拉扎尔和同事在接下来的一项研究中发现，经过训练后，减压效果最明显的参与者的大脑中，负责处理恐惧情绪的杏仁核的体积会减小。

美国加利福尼亚大学洛杉矶分校的艾琳·卢德斯（Eileen Luders）和同事则进一步观察了冥想者的轴突有何不同。轴突是神经元的分支，负责连接大脑中的其他神经元。观察结果表明，大脑内的神经连接数量有所增加。这或许可以在一定程度上证明，冥想会使大脑的内部结构发生变化。但此项研究的一个重大缺陷是，没有对一个群体进行多年的追踪观察，也没有比较冥想者和背景相似但没有冥想经历的同龄人之间的差异。

甚至还有证据表明，冥想及其提高人们整体身心健康的能力，可能会减少炎症和发生在分子层面的其他生物应激反应。西班牙巴塞罗那生物医学研究所的佩尔拉·卡里曼（Perla Kaliman）领导的团队，与我们团队展开了一项合作研究。我们的研究表明，资深冥想者进行一天的高强度正念冥想训练，可以降低与炎症相关的基因的活性，并改变可以促进或抑制基因表达的酶的功能。

美国加利福尼亚大学戴维斯分校的克里夫·沙隆（Cliff Saron）也开展了一项研究，探讨冥想对一种可调节细胞寿命的分子的影响。这种分子被称为端粒酶（telomerase），可以延长染色体末端的DNA片段（即端粒，telomere）。端粒DNA可以保证细胞分裂期间遗传物质的稳定性。细胞每分裂一次，端粒DNA就会变短一些。当端粒缩短到临界长度时，细胞就会停止分裂，逐渐进入衰老阶段。与对照组相比，在冥想训练结束时，心理减压效果最明显的冥想者的端粒酶活性更高一些。这项研究表明，正念冥想训练或能减缓某些冥想者的细胞衰老进程。

过去15年的研究表明，对于经验丰富的冥想者而言，冥想可以给大脑功能和结构带来显著变化。这些研究也逐渐证明，冥想可能给与身体健康相关的重要生物进程带来实实在在的影响。

我们还需要用更多设计完备的随机对照试验来进行研究，以区分冥想产生的效果和其他影响研究结果的心理因素。可能会影响研究结果的变量包括冥想者的动机，以及老师和学生在冥想团队中扮演的角色。为了了解冥想可能会导致的负面效应、特定冥想训练期的理想时长，以及如何根据个人需求制定个性化的冥想训练，我们还需要展开进一步的研究。

即便以谨慎的态度来看，冥想研究还是让我们对精神训练有了新的认识。这些训练方法有可能提高人们的健康和幸福水平。同样重要的是，培养利他精神和其他优良的人类品质，有利于建立一个不与任何宗教或哲学思想挂钩的道德框架，这对人类社会的各个方面都会产生深远的积极影响。

扩展阅读

Happiness: A Guide to Developing Life's Most Important Skill. Matthieu Ricard. Little, Brown, 2006.
Mental Training Enhances Attentional Stability: Neural and Behavioral Evidence. Antoine Lutz et al. in *The Journal of Neuroscience*. Vol. 29, No. 42, pages 13,418–13,427; October 21, 2009.
Mind Wandering and Attention during Focused Meditation: A Fine-Grained Temporal Analysis of Fluctuating Cognitive States. Wendy Hasenkamp et al. in *NeuroImage*, Vol. 59, No. 1, pages 750–760; January 2, 2012.

大脑创伤造就"天才"

有一些人在遇到意外脑创伤后，会突然拥有超出常人的艺术或才智方面的天赋，研究人员希望能够找到一种方法，在无需人们患病或遭受脑损伤的情况下，就能释放出蕴藏在每个人大脑中的巨大的潜能。

撰文 / 达罗·特雷费特（Darold A. Treffert）

翻译 / 徐新杰

审校 / 韩济生

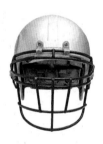

精彩速览

由达斯丁·霍夫曼主演的电影《雨人》，使普通大众意识到了学者综合征的存在——影片中的自闭症患者天生具有超常的智力和艺术天赋。

获得性学者综合征则是该病征的另一种形式，患有该病征的个体只有在经历了某种形式的脑损伤之后才会表现出绘画、音乐或是心算方面的才能。

通过对获得性学者综合征进行研究，科学家认为，其实我们每个人的大脑中都蕴藏着巨大的潜能。也许有一天，通过电刺激技术将特定的大脑回路激活或关闭，或是通过对某一特殊技能进行集中训练，我们就可以安全地将这份潜能释放出来。

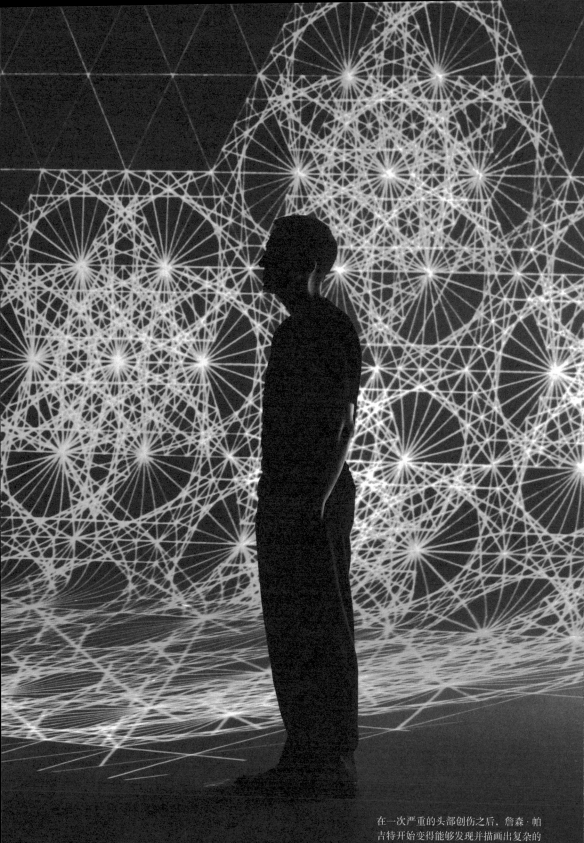

在一次严重的头部创伤之后，詹森·帕
吉特开始变得能够发现并描画出复杂的

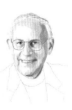

达罗·特雷费特是美国威斯康星州的一位精神病医生。1962年，他遇到了首位学者综合征患者，此后他开始进行这方面的研究。他曾担任电影《雨人》（*Rain Man*）的顾问，并负责维护威斯康星医学协会主办的网站www.savantsyndrome.com。

10岁那年，奥兰多·瑟雷尔（Orlando Serrell）有一天被棒球意外击昏，从那以后，他发现自己能够准确记得这次意外之后的任意一天是星期几，以及当天的天气。他甚至能清楚地记得此后每天发生的事情，哪怕是那些细枝末节的琐事。

2002年，詹森·帕吉特（Jason Padgett）遭遇了一起恶性抢劫，脑部受到了严重震荡，不久后他发现自己经常会看见一些"图形"。他把这些图形画在纸上展示给别人看时，才意识到原来那些不断重复、自身相似的图形是一些"分形"（fractal，又称"碎形"，在几何学上通常被定义为一个粗糙或零碎的几何形状，可以分成数个部分，且每一部分都近似整体缩小后的形状，比如叶片和螺壳上的纹路）。

瑟雷尔和帕吉特遭受意外后，都患上了一种被称为获得性学者综合征（acquired savant syndrome）的疾病。1988年的电影《雨人》让"白痴天才"这一形象变得为大众所熟知——学者综合征患者从小就具有非凡的音乐、艺术、数学或记忆等方面的才能；但与之形成鲜明对比的是，他们在语言、社交和其他方面的能力却存在明显缺陷。

例如在电影《雨人》中，由演员达斯丁·霍夫曼（Dustin Hoffman）饰演的"雨人"拥有强大的记忆力，在数学、日历推算等方面表现惊人，但因自身潜在的自闭症倾向，在认知和行为方面存在严重缺陷。

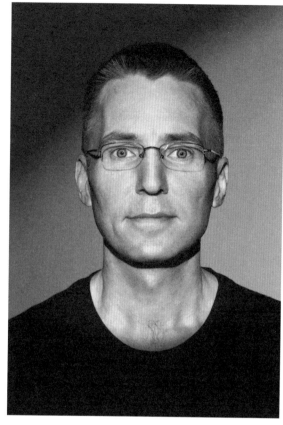
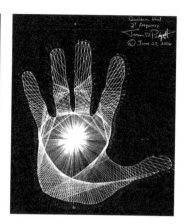
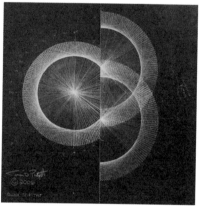

供图：詹森·帕吉特

几何天才：一次抢劫导致帕吉特受到了严重的脑震荡，并使他的数学、物理和艺术才能释放了出来，此后他开始绘制出类似右边的那些图案。在此之前，这位大学辍学者从不知道自己拥有这些才能。

相比之下，获得性学者综合征患者拥有的那些接近天才水准的艺术才华或智力技能，却是在患上痴呆、头部受到严重撞击或其他脑损伤之后才显现出来的。这提示我们，或许每个人体内都潜藏着艺术或才智方面的天赋，也就是说，我们每个人身体里都住着一个"内在的天才"。如果真是这样的话，也许我们能够找到一种方法，在无需患病或遭受脑损伤的情况下，就能释放这些被"封印"的才华。

发掘内在潜能

我从事学者综合征研究已经很多年了。在20世纪80年代中期之前，我一直以为学者综合征是一种先天性疾病。但在参加阿隆索·克莱蒙斯（Alonzo Clemons）的首场个人雕塑展，看到他那精美绝伦的雕塑作品后，我的看法发生了改变。婴儿时期的克莱蒙斯聪明伶俐，然而大概在三岁的时候，一次意外的摔倒让他脑部受损，这使他的认知发展骤然减缓，在词汇和语言学习方面出现了严重的障碍。

但是，从那以后，他却拥有了一项非凡的技能——能够用手边的任何材料进行雕塑，甚至包括厨房里的起酥油。与此同时，克莱蒙斯对动物也越来越着迷。例如，他可以照着杂志上马的照片，在半小时内塑造出一个"复制品"，而且每块肌肉和肌腱都复制得丝毫不差。

克莱蒙斯激起了我对获得性学者综合征的兴趣，我开始在医学文献中查找这方面的报道，但仅找到为数不多的几个实例。1923年，心理学家布兰奇·米诺格（Blanche M. Minogue）曾描述过，一个三岁的孩子在一次脑膜炎发作后，展现出了非凡的音乐才华。1980年，心理学家布林克（T. L. Brink）报道，一个九岁男孩在左脑受到枪伤后，表现出了出众的机械操作才能。他能够拆卸、组装和改良变速自行车，而且还发明了一种拳击吊袋，能够模仿真实对手进行左挡右闪。

1980年以前，关于获得性学者综合征的报道非常稀少，由此反映出这种病征的罕见性——脑震荡和中风导致认知和创造力提升的几率非常小。随后，我决定收集有关获得性学者综合征病例的记述。到2010年，我收集记录了全世界319起知名的"天才"案例，其中仅有32例是属于后天获得的。

美国加利福尼亚大学旧金山分校的神经学家布鲁斯·米勒（Bruce Miller）及同事的研究工作也在我的收集之列。1996年，米勒开始研究最早的12个病例，这些病例患有一种名为额颞叶痴呆（frontotemporal dementia, FTD）的退行性疾病。确诊之后，这些老年患者平生第一次展露出了音乐或艺术才华，有时甚至称得上是技艺超群。与阿尔茨海默病不同，额颞叶痴呆患者的神经退化仅发生在额叶，而非大脑的广泛区域。

具体说来，FTD患者的受损脑区通常是大脑左前颞叶（left anterior temporal area）及眶额皮层。正常情况下，上述两个区域会抑制位于大脑后部、负责处理眼部信号的视觉系统的神经活动。而在额颞叶痴呆患者中，左前颞叶和眶额皮层可能无法发出抑制性信号，从而让个体获得了全新的艺术敏感性。如此一来，大脑就能以一种全新的方式来处理视觉和声音。尽管额叶的损伤可能会导致患者出现一些病态的异常行为，但也会将患者的艺术敏感性或其他创造力释放出来。米勒说："FTD是通向艺术殿堂的一扇意外之窗。"

进一步研究提示，因为意外事件而表现出特殊才能，可能缘于大脑某些区域活动减弱以及某些区域的活动增强。具体来说，这涉及大脑损伤之后（以左脑受损最为常见，类似于米勒收集的FTD病例）的一系列事件，我称之为"3R过程"。该过程始于"招募"（recruitment），这个步骤主要发生在大脑皮层仍旧完好的区域，比如右脑，这里的大脑活动会增强；接着就是"重连"（rewiring），也就是大脑会在以前没有形成神经连接的区域间建立起新的连接；最后就是潜能的"释放"（release），因为新的神经连接，某些脑区的活跃程度升高，以至于一些处于休眠状态的能力被释放出来。

此前，悉尼大学才智中心的理查德·齐（Richard Chi）和艾伦·斯奈德（Allan Snyder），曾运用当时相对较新的技术手段做了一次实验，在一定程度上证明了，大脑的上述改变可以解释后天获得的特殊才能。

研究人员使用经颅直流电刺激（transcranial direct-current stimulation, tDCS）技术，让自愿者产生了某些特殊才能。tDCS技术可产生一种极化电流，减弱左脑与感观输入（sensory input）、记忆、语言以及其他脑功能相关部分脑区的活动，同时增加右脑，主要是右前颞叶（right anterior temporal lobe）的活动。

研究人员让自愿者在接受和没有接受经颅直流电刺激的情况下，分别完成一项具有挑战性的九点谜题（nine-dot puzzle）——这一任务需要自愿者打破常规，提出一种创新性的解决方法。自愿者需要将三点一排，总共三排的点用四条直线连起来，途中不能抬笔或有折返线，多数人都会被这一任务难住。在接受经颅直流电刺激之前，没人能够完成这项任务。

当研究人员对29名自愿者进行"假"刺激（仅安放电极但没有释放电流，以测试安慰剂效应）后，他们仍然束手无策。然而释放电流后，约有40％的自愿者——33人中的14人，成功完成了这项任务。

案例

"雨人"之外

获得性学者综合征患者在诗歌、音乐和心算方面拥有出众的才能。下边列出的是登记在案的几个意外之"才"案例。

汤米·麦克休（Tommy McHugh，已故）曾是英国利物浦一位 51 岁的建筑工人，对诗歌或绘画并无任何特别兴趣。2001 年的一次颅内出血，对他的大脑额叶区造成了损伤，从那之后他突然开始在笔记本上作诗写词，并花大量时间进行绘画和雕塑。医生认为，大脑的"相对去抑制"（relative disinhibition），使他的才华得以释放，让他对遣词造句或意象有了独特的见解。麦克休创作的作品曾在英国展出，他的故事也已被收录在一系列的电视纪录片里。

奥兰多·瑟雷尔在童年时被棒球击晕后，便拥有了日历推算的能力，他能够算出自受伤之后起的任何一天是星期几。他还能回忆起他受伤之后每天的天气。现在瑟雷尔 44 岁了，生活在美国弗尼吉亚州，他仍然能够进行日历推算，而且记忆力变得更加强大，他能够记住日常生活中最最琐碎的事情——这一病征也被称为超常记忆（hyperthymestic memory）。在美国哥伦比亚大学医学中心进行的脑部扫描证实，瑟雷尔所做的推算是无意识的——他的技能并不是基于对日历的记忆。

德里克·阿马托（Derek Amato）是美国科罗拉多州一名 40 岁的企业培训师，在音乐方面并无特殊兴趣或才华。2006 年，他因跳入游泳池的浅水区，受到了严重的脑震荡，一只耳朵的听力也受到损伤。出院之后，阿马托莫名其妙地喜欢上了钢琴，而在此之前他从未接触过钢琴。他开始能够看到黑白相间的斑点，并且能够将脑海中的这些斑点转变成钢琴上的音符。现在，阿马托以作曲、表演和录音为生。

托尼·西科里拉（Tony Cicoria），一名来自纽约的整形外科医生，1994 年在一次打电话时被闪电击中。当时他可能是心脏骤停，但幸运地被一名正等着用电话的护士救了过来。在之后的一两周内，他表现出了一些轻微的记忆障碍。不过，这些症状最终都消失了，他开始重新全职从事整形外科的工作，那次雷击并没有留下什么后遗症。但有一件事发生了变化——他开始疯狂迷恋古典音乐。那次事故之前，他认为自己基本上可以算是一个"摇滚迷"。但现在他对古典音乐也开始有强烈的渴望。受伤后不久，有一段音乐总是出现在他的梦里。那个曲调挥之不去，无论在他醒着还是睡着的时候，都始终回响在他的脑海中。最终，他决定将脑海中的曲调改编成一部 26 页的钢琴协奏曲，名为《幻想曲:闪电奏鸣曲,第一章》（Fantasia: The Lightning Sonata, op. 1）。

詹森·帕吉特目前仍然在华盛顿州全职经营着三家家具店，他曾因遭遇抢劫受到严重脑震荡，之后他开始酷爱数学、物理和绘制几何图形。他将这次意外受伤称为"珍贵的礼物"。在遭遇抢劫以前，帕吉特认为自己属于讨厌数学的一类人。现在，这位曾经的大学辍学者开始学习高等数学，以全面理解那些困扰他的几何图形，他还将自己的经历写了出来，这本书后来成了一本畅销书。

——本文作者

一个人为何在接受电流刺激之后突然表现得如此出色？在通电的瞬间，这些自愿者，以及那些先天的和后天的"天才"似乎一下子就知道了他们以前不知道或者没学过的事情。克莱蒙斯，那个雕塑家，从未接受过正规的艺术训练，但他凭借本能就可以知道如何为雕塑作品制作支架，以便塑造出一匹匹奔驰的骏马。

对于学者综合征患者表现出的那些特殊才能——无论是与生俱来还是后天因脑损伤所致，一个合理的解释是，这些才能和知识肯定是以某种方式通过遗传而来的。在生命之初，我们并非一张白纸，任凭成长过程中受到的教育和其他生活经历在上面"写写画画"。相反，在我们出生时，大脑可能便预装了一套"系统"，帮助我们处理眼睛看到的东西，或是理解音乐、艺术或数学方面的"内在规律"。只是"天才"比一般人更善于开发和利用那些与生俱来的才能。

打造天才

既然这些与生俱来的才能可以在日后的生活中显现，那是不是意味着每个人都有可能成为天才，并且无需以脑损伤或变成痴呆为代价呢？

重复经颅磁刺激技术（repetitive transcranial magnetic stimulation, rTMS）便是一种可以将潜能释放出来的技术，它像一顶"思维帽"（thinking cap），可以"启动"或"关闭"不同脑区，增强大脑的创新能力。然而，技术手段并非唯一的实现途径。冥想或刻苦练习某项技能，也可以让我们的右脑更具创造性，从而开发出潜在的艺术才能。

随着对大脑认识的不断深入，研究人员可能会找到一些新方法帮助我们了解当某些大脑回路的功能受到激发或抑制时，会出现什么情况。用于精确定位神经元联系（即纤维束示踪，fiber tracking）的弥散张量成像（Diffusion tensor imaging, DTI）和弥散张量纤维束示踪（diffusion tensor tracking, DTT）技术，就比早期的方法更适合用于显示人脑内部纷繁复杂的神经连接，从而使研究人员能够更好地"破译"大脑活动与突然显现的才能之间的关系。

揭示学者综合征背后的神经生物学机制的难点之一在于，这些患者在执行一些创造性任务时往往需要运动，这样就很难观测他们的大脑活动。一方面，病人根本无法在核磁共振成像仪内进行雕塑或弹钢琴；另一方面，任何运动都会对图像的精度造成影响。

人工干预

一秒变天才

　　一种被称为重复经颅磁刺激的技术，可以使正常人身上潜藏着的一些特殊才能暂时性地释放出来，为研究这些才能是如何显现的提供了一种途径。放置在左侧太阳穴外的线圈可以发射脉冲磁场，穿透颅骨，将左颞区处理词汇和其他信息的大脑回路关闭，从而使右脑负责空间任务的回路发挥更大的作用。在某些情况下，受试者只看一眼，就能更准确地说出大堆物品的确切数量。

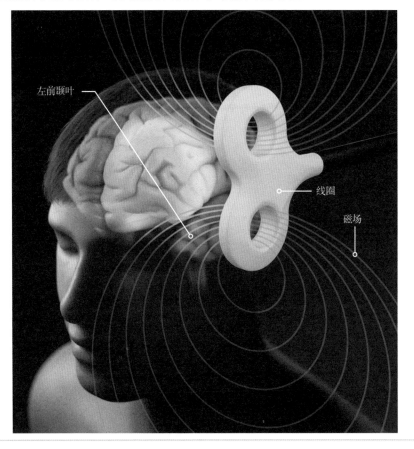

左前颞叶

线圈

磁场

制图：AXS 生物医学动画工作室（AXS Biomedical Animation Studio）

　　不过，一项更新的技术——近红外光谱术（near-infrared spectroscopy, NIRS），则可以避开这些问题。在这项技术中，一顶舒适的头颅帽（skullcap）会替代庞大笨重的机器。头颅帽可以测量大脑血管中血液的氧含量，并将这些信息传送至图像处理软件。更令人兴奋的是，科研人员近年还研发出了一款新式仪器，它应用另一种成像技术——正电子发射断层扫描（positron-emission tomography, PET），可以对坐着、站着甚至是运动的人进行监测。

获得性学者综合征的研究意义十分重大，这种病例说明，每个人大脑中都蕴藏着巨大的潜能。而目前的挑战在于，如何寻找一种最好的方法来发掘埋藏在我们体内的"内在天才"——有点类似"雨人"的才能，只是在其他方面比他更健全。

扩展阅读

Savant-Like Skills Exposed in Normal People by Suppressing the Left Fronto-Temporal Lobe. Allan W. Snyder et al. in *Journal of Integrative Neuroscience*, Vol. 2, No. 2, pages 149–158; December 2003.

Islands of Genius: The Bountiful Mind of the Autistic, Acquired, and Sudden Savant. Darold A. Treffert. Jessica Kingsley Publishers, 2010.

Struck by Genius: How a Brain Injury Made Me a Mathematical Marvel. Jason Padgett and Maureen Seaberg. Houghton Mifflin Harcourt, 2014.

调控大脑，重塑习惯

研究人员正在深入研究那些与习惯相关的大脑回路，以期有一天能够从神经层面找到帮助我们养成好习惯、根除坏习惯的办法。

撰文 / 安·格雷比尔（Ann M. Graybiel）
　　　凯尔·史密斯（Kyle S. Smith）

翻译 / 叶香　程菲

审校 / 毛利华

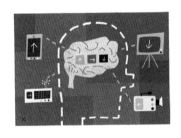

——| 精彩速览 |——

当我们不断重复某一行为并形成习惯时，大脑纹状体中的"习惯回路"会把我们的习惯行为记录下来，并把这个行为相关的一系列动作整合成一个可以自动触发的"模块"。

大脑中的另一个区域——新皮层则负责监控这些行为习惯。使用光信号刺激实验鼠的新皮层，能干扰甚至阻止它们形成新的行为习惯。

研究人员希望，通过深入了解大脑形成及维持习惯的运作机制，可以找到药物、行为疗法和一些简单易行的措施，帮助更多的人摒弃坏习惯，养成好习惯。

119

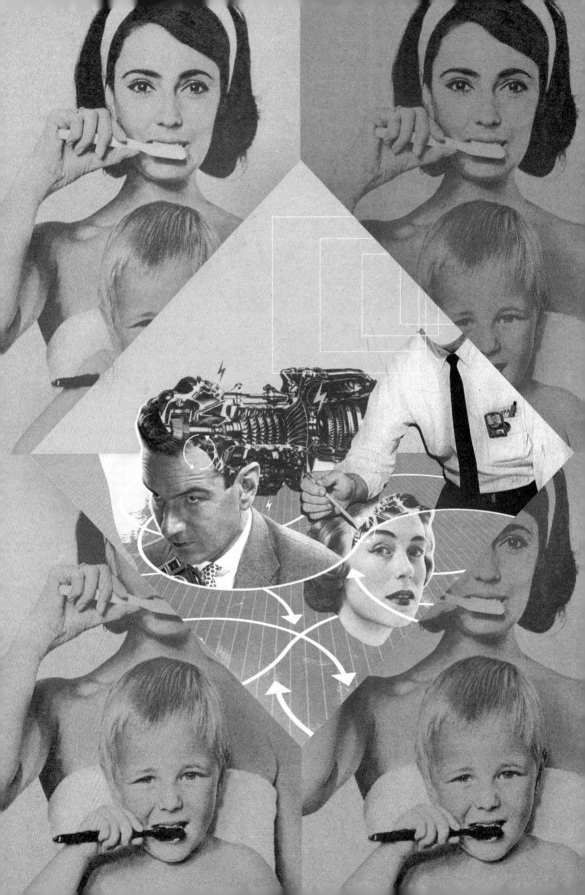

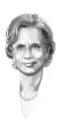

安·格雷比尔是美国麻省理工学院的教授，同时也是麦戈文脑科学研究所的一名研究人员。

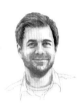

凯尔·史密斯是美国达特茅斯学院的心理学和脑科学助理教授。

每天，我们都会做出很多习惯性动作，比如刷牙和沿着熟悉的道路开车，这些动作能让我们轻松完成一些事情，让大脑不必关注刷牙的每一个动作以及对方向盘的不断微调，从而避免大脑负荷过度。像慢跑这样的习惯，可以使我们保持健康；但经常从盘子里拿糖果吃，却不是个好习惯。而当暴饮暴食和吸烟这样的习惯演变成强迫症或成瘾行为时，则可能会威胁到我们的生命。

尽管习惯与我们的生活形影不离，但很长时间以来，科学家都没有搞清楚大脑是怎样把一些新的行为变成习惯的，所以医生也无法使用药物或其他疗法，帮助人们根除那些不良习惯。

现在，依靠新技术，神经科学家终于破译了习惯行为的神经机制，发现了负责创建和维持习惯行为的脑区和神经连接，并把它们定义为大脑的"习惯回路"（habit circuits）。新成果可以帮助神经科学家进一步搞清楚好习惯是如何形成的，坏习惯为什么那么难以改掉（其中一些也许我们并不特别在意，另外一些却被医生与亲人强烈要求改掉）。研究表明，对大脑进行条件化训练，可能会有助于我们掌控行为习惯——无论是好习惯，还是坏习惯。神经科学家之所以这么乐观，是因为他们发现：当习惯行为发生时，虽然看上去是我们在自动地做某些事情，但大脑的某些部分仍然在幕后监控着我们。

121

什么是习惯

表面看来，习惯似乎是一些非常明确的行为，但从神经科学的角度来看，它们其实是一系列行为的组合。

那些自动完成、能够让我们空出大脑做其他事情的行为，只是这个行为组合的一个方面。而这个组合中的其他行为，则需要我们花费很多时间和精力。习惯是我们在探索世界、社会以及自身内在感受的过程中自然形成的。我们会在特定情境下尝试不同的行为，那些收益大且代价低的行为便会逐渐为我们所采用，进而成为习惯。

这个过程从孩童时代便开始了，在让我们受益的同时，它也会给我们带来一些不利的影响。我们越习惯于一个行为，就越难感觉到它的存在，于是逐渐对这个行为失去了警觉。我出门时确实关掉炉子了吗？我锁门了吗？这些警觉的丧失不仅会干扰到日常生活，也会让坏习惯乘虚而入。很多肥胖人士的体重都是一点一点增加的，当他们体重积累到一定程度，突然意识到自己去零食店和甜品店的次数越来越多的时候，才会发现自己先前对此竟然毫无察觉。

这种对行为的内在警觉的丧失，意味着我们的习惯也可能会逐渐变成成瘾行为，例如，玩电脑游戏、网络赌博、不停地发短信和微博，当然还有喝酒、吸毒。重复、成瘾驱动的行为模式，可能会让我们身不由己。神经科学家还无法确定，成瘾行为是否属于正常的习惯行为，尽管成瘾行为的确被认为是习惯行为的"另一个极端"。另外，强迫症（将时间和精力全部投在某些想法或行为中）以及某些形式的抑郁症（陷入消极思维的连续循环）等一些神经疾病，也可以被看作某种极端的习惯行为。习惯行为的极端形式还包括自闭症和精神分裂症，此类患者会表现出重复性的、过度关注的行为，并深受困扰。

固化习惯

尽管习惯行为的外在表现各不相同，但它们却拥有一些共同的核心特征。例如，习惯一旦形成便会根深蒂固，难以戒除。多数情况下，我们立下的"改掉那个坏习惯"的誓言，往往会成为空谈。部分原因可能是，我们总是在习惯已经形成，感受到它带来的后果后才会开始自责，而那为时已晚。

习惯的这种"顽固性"，为我们研究形成与维持它的大脑回路提供了一条线索。习惯如此根深蒂固，即便我们想改变，却依然身不由己，原因可能源自"强化相倚"（reinforcement contingency）现象。譬如说，做了A行为，你会获得某种奖赏；而做了B行为则会一无所获，甚至会受到惩罚。这些行为的结果——也就是那些行为的附带事件——会影响我们将来的行为方式。

早在20世纪80年代，当时还在瑞士弗里堡大学的沃尔弗拉姆·苏尔茨（Wolfram Schultz）和拉努尔福·罗莫（Ranulfo Romo）就发现，大脑中的某些信号似乎与这种强化学习有关，而现在，科学家也已经建立了相关的计算机模型。在这些大脑信号中，"奖赏预测错误信号"（reward-prediction error signal）尤为重要，这类信号反映了大脑的一个评估过程：事件发生后，大脑会评估此前对强化效应的预测到底有多准。然后，大脑会根据新的评估，重新调整预期，提高或降低某些行为的"价值"。通过监控我们的行为，并对这些行为做出正面或负面的评价，大脑就可以强化某些行为，把某些有意而为之的行为逐渐转化为习惯——即便我们知道赌博或暴饮暴食有害，却仍然会这么做。

大脑是如何将这些坏习惯固定下来的？我们和其他研究者都试图弄清楚，导致这种转变的大脑回路是怎么运作的，以及这些回路是否可以被阻断。在麻省理工学院的格雷比尔实验室里，我们希望通过实验确定，到底哪些大脑回路与习惯的形成有关；在习惯形成的过程中，这些回路又发生了什么变化。

首先，我们需要通过实验来确定什么行为算是习惯行为。英国心理学家安东尼·迪金森（Anthony Dickinson）在20世纪80年代设计的一个实验，目前仍被广泛使用。在这个实验中，迪金森和同事会教实验箱中的大鼠按压杠杆，以得到食物作为奖励。

当大鼠学会这个任务后，会被放回笼中。随后，研究人员让奖赏"贬值"——要么让大鼠吃撑，要么在它们吃完食物后，喂食让它们产生轻微恶心感的药物。此后，研究人员再把大鼠放回实验箱，让它们重新选择是否按压杠杆。如果奖励已经使大鼠感到恶心但它仍然按压杠杆，迪金森认为，这就说明大鼠已经习惯了按压杠杆。如果

123

实验

习惯行为

　　大鼠实验表明，大脑将习惯行为当作一个整体，或者是一个"模块"进行处理。在T形迷宫中，大鼠会根据提示音学会转向，以获得奖赏。在实验之初（第一个彩色T），大脑纹状体的神经活动在大部分时间里十分活跃（黄色和红色）。在习惯形成期（第二个T），除去大鼠做出转向或是喝饮料的决定之外，大脑纹状体在其他时刻基本处于静息状态（绿色和蓝色）。一旦习惯形成（第三个T），大脑纹状体的神经活动只会在开始和结束时比较活跃，这意味着习惯行为已被标记为一个"模块"或一个整体。

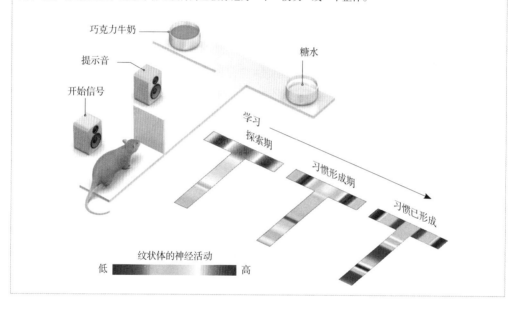

　　大鼠对此心生警惕，没有按压杠杆，就像它已经明白，现在这种奖励会让它们感到不舒服，这就表明习惯并没有形成。这个实验给科学家提供了一种方法，来监测有意行为是否转变成了习惯行为。

习惯回路

　　对迪金森的经典实验做了些许改变后，澳大利亚悉尼大学的伯纳德·巴伦（Bernard Balleine）和新南威尔士大学的西蒙·基尔克洛斯（Simon Killcross）等研究人员发现，许多大脑回路都参与了有意行为到习惯行为的转变过程。科学家在研究大鼠、人类和猴子时发现的新证据，则进一步将目标锁定为连接新皮层（neocortex，被认为是哺乳动物大脑最重要的区域）与纹状体（striatum，位于基底神经节的中心位置，在大脑的核心区域）的多重回路（见图"习惯行为"）。这些回路或多或少都会参与到有意行为或习惯行为中。

在实验室中，我们训练大鼠和小鼠执行简单的任务。其中一个任务是让它们在听到响声后，沿T形迷宫快跑，然后根据听到的提示音，选择在T形迷宫顶端左转或右转，从而获得位于两端的奖励。我们的目标就是了解大脑如何判断某种行为的好坏，然后将一系列行为标记为"保留物"——也就是习惯。经过训练，我们的大鼠终于养成了习惯！尽管这种奖励已经变得让它们很不舒服，但它们听到提示音后，仍然会跑向指示的方向。

为了解大脑如何给一个行为打上"习惯"的印记，我们的实验室开始记录纹状体中一群群神经元的电活动。实验结果让我们大吃一惊。当大鼠首次学习走迷宫时，纹状体中与运动控制相关的区域的神经元，在大鼠整个跑动过程中都保持活跃状态。但当这一行为越来越习惯化时，神经元活动模式有了变化：在跑动开始与结束时，神经元会很活跃，而在过程中的大部分时段则趋于平静。这就好像整个行为被"打包"成一个整体，纹状体中的神经元只需标明每次跑动的起点和终点即可（见图"习惯如何形成"）。这个模式十分特别，内在机制大概是这样的：纹状体中的神经元似乎具有可塑性，可以将一系列动作"打包"为一个整体，而同时又保留了少量"专家细胞"，用以处理行为细节。

这不禁让我们想到了大脑储存记忆的方式。我们都知道，运用整体的方式记忆一串数字，要比逐个记忆单个数字更加有效——例如，记忆电话号码时，"555-1212"这种方式就比"5-5-5-1-2-1-2"速度更快。已故美国心理学家乔治·米勒（George A. Miller）提出的"组块"（chunking）概念，指的就是将不同条目打包成一个记忆单位。在大鼠跑动开始和结束时，我们观察到的脑活动就与这个概念非常相似。纹状体为不同模块的行为（习惯）划分了边线，再由内在评价体系来决定是否保留某一行为模块。如果事实确是如此，该机制意味着，纹状体实际上帮助我们把一连串行为整合为了一个行为单元。所以，当你看到糖果盘，会"不假思索"地伸手拿

大脑机制

习惯如何形成

形成习惯需要经历三个阶段：探索新行为、养成习惯、习惯固化。尽管科学家尚未弄清其中的机理，但可以肯定的是，纹状体在这个过程中充当着协调者的角色。习惯行为似乎是"不假思索"地自动发生的，但实际上，下边缘皮层无时无刻不在监控着我们的行为。

1 探索新行为：前额叶皮层与纹状体互通，而后者亦与中脑关联。而在中脑中，多巴胺有助于学习，并且能评估行为目标的价值。这些回路（包括虚线和实线）形成正反馈回路，协助我们分辨有效行为和无效行为。

2 养成习惯：当我们重复行为时，感觉运动皮层和纹状体会形成反馈回路，使习惯行为成为大脑活动中的一个单元或模块。该模块有一部分位于纹状体中，接受来自中脑的多巴胺信号。

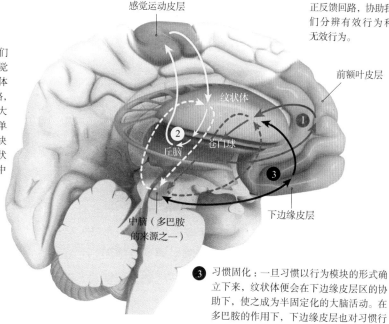

感觉运动皮层

纹状体

前额叶皮层

丘脑

苍白球

下边缘皮层

中脑（多巴胺的来源之一）

3 习惯固化：一旦习惯以行为模块的形式确立下来，纹状体便会在下边缘皮层区的协助下，使之成为半固定化的大脑活动。在多巴胺的作用下，下边缘皮层也对习惯行为进行调控，阻断该区域的神经活动，可以扼制根深蒂固的习惯行为。

糖，然后放到嘴里吃掉。

研究人员还发现了一个"意识行为回路"（deliberation circuit），处于纹状体的另一区域，当我们的行为并非自动做出，而是需要一番决策时，这一回路就会被激活。

为了了解意识行为回路和习惯回路之间的联系，我们团队的凯瑟琳·索恩（Catherine Thorn）同时记录了两种回路的信号。当大鼠刚开始学习走迷宫时，意识行为回路的活跃程度会在跑动过程中增强，尤其是当大鼠根据提示音，在"T"形迷宫顶端决定转向时。这种模式几乎与习惯回路的"模块化"模式完全相反。而当行为完全习惯化以后，意识行为回路的活动则会逐渐减弱。这意味着，在我们形成习惯的过程中——至少大鼠是这样的——与习惯相关的回路会得到增强，但其他与此相关的回路也会发生变化。

因为纹状体会与下边缘皮层（infralimbic cortex，位于大脑前部，与习惯行为相关的新皮层）共同作用，我们又对下边缘皮层区域的活动进行了记录。结果又令我们大开眼界。尽管纹状体习惯回路在行为开始与结束时都会更加活跃，但在学习的初始阶段，下边缘皮层产生的变化微乎其微。直到大鼠经过长时间训练，习惯已然养成后，下边缘皮层的活动才开始发生变化。令人惊讶的是，当变化出现时，下边缘皮层也出现了一种"模块化"的行为模式。下边缘皮层似乎非常聪明，它会等到纹状体的评价系统决定了是否要保留某一行为模式后，才让更广泛的脑区参与进来。

打破循环

我们决定通过全新的光遗传学技术，来检验下边缘皮层能否实时监控习惯行为。利用光遗传学技术，我们将对光敏感的分子置入微小的脑区中，然后照射这个区域，就可以激活或抑制其中的神经元。在实验中，我们先让大鼠学会在迷宫中跑动，当它们已经形成习惯，这种行为也在它们的大脑中形成"行为模块"时，我们用光遗传学技术，阻断了大鼠下边缘皮层的神经元活动。结果，仅仅几秒钟后，在迷宫中奔跑的大鼠便丧失了习惯行为。

习惯行为能被迅速阻断，有时甚至可以即刻生效，并且在照射停止后仍可持续。不过，大鼠并非在迷宫中停止不前，只不过跑向"贬值奖励"的习惯行为消失了，但跑向迷宫另一端拿取更好奖励的行为并未受到影响。事实上，当我们重复上述实验时，大鼠形成了新的习惯：不管提示音是什么，它们都会跑向奖励更好的一端。

当我们再次抑制下边缘皮层中的相同区域时，大鼠刚刚形成的、寻找更好奖励的新习惯又会被阻断，而跑向"贬值奖励"的旧习惯又会突然出现。而且，旧习惯"回

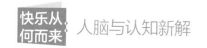

归"后,在每次实验中都会出现,而不需要再次"关闭"下边缘皮层。

很多人都有过这样的经历:千辛万苦改掉坏习惯,可没过多久却又故态复萌。多年前,俄罗斯科学家巴甫洛夫研究了狗的此类现象之后认为,狗永远不会忘记像习惯这样的稳定的条件反射行为,最多只能克制这些行为的发生。在大鼠身上,我们也发现了类似的习惯的顽固性。不过,当大鼠运动时,我们可以通过操控新皮层上的一小块区域,来控制习惯行为的出现与否。但是,我们还不知道,这种操控究竟能达到什么程度。如果我们连续训练大鼠,让它形成三种不同的习惯,那在阻断第三种后,第二种习惯行为是否会出现?同样地,如果接着再阻断第二种,第一种又会怎样?

因此,关键问题在于,我们能否从源头扼制习惯的形成。于是,我们调整了对大鼠的训练方法,使它们能够准确地跑向T形迷宫的某端,但尚未固化为习惯。然后,在后续的训练中,每当大鼠跑动时,我们都采用光遗传学技术抑制它的下边缘皮层的神经活动。在这种情况下,大鼠在迷宫中依然跑得很好,却无法养成习惯行为,即使经过多日的高强度训练,也不能将这样的行为固化下来。而对照组的大鼠没有受到光遗传学技术的干预,经过同样的训练后,它们形成了习惯行为。

重塑习惯

我们的研究得出了一些有趣的结果。首先,改掉习惯的确很难——它们被固化,成为神经活动的标准化模块,多个大脑回路参与了这一过程。

还有,令人惊讶的是,看似自动完成的习惯行为,实际一直处在大脑新皮层的监控之中——新皮层的部分区域会实时监控习惯行为的执行。只要新皮层判定情境合适,"蓄势待发"的习惯行为就会"闻风而动"。即便我们没有察觉到自己在监控习惯行为(无需关注即可自动完成,这正是习惯行为的价值所在),但有一些大脑回路的确在时时刻刻监控着这些习惯行为。我们也许会"不假思索"去拿糖果,但大脑的监控系统仍在运转,如同是飞机上的飞行监控系统。

我们的研究离临床应用还有多远呢?要想"一键"根除坏习惯,依然是个遥不可及的梦想。目前,我们和其他研究人员采用的实验方法还不能直接用于人体。但神经科学在飞速发展，研究人员正在攻克至关重要的一环——习惯行为的运作原理。如果我们能够完全理解习惯是如何形成和打破的，就能更好地理解一些乖僻的习惯行为，并找到调整的方法。

对习惯的深入了解，有望帮助一些有着极端习惯行为的人，为强迫症、图雷特综合征（Tourette's syndrome）、恐惧症或创伤后应激障碍的治疗，提供一些线索。

药物治疗和其他新兴疗法，对于根除有害习惯也许有所帮助。不过，我们对大脑进行的研究显示，要养成健康的习惯并且舍弃不良习惯，最好的办法是行为疗法。如果你希望自己能够晨跑，那么在前一晚就拿出跑鞋，放在起床便能看见的醒目位置，是个不错的办法。这种视觉提示就如同我们用来训练大鼠的提示音——如果能在晨跑后再给自己一点奖励，那么效果就会更加显著。如果你每天都坚持如此，你的大脑就会形成良好习惯的"行为模块"。同样的道理，如果你希望戒掉吃糖的习惯，你就不应该在客厅或者办公室里放置糖果——也就是说，你要消除提示。

改变习惯并非易事。马克·吐温说过："习惯就是习惯，谁也不能将其扔出窗外，只能一步一步引它下楼。"上述的研究使我们对未来充满乐观。我们希望，通过深入了解大脑形成和维持习惯的运作方式，能够找到让人们摒弃坏习惯、养成好习惯的"灵丹妙药"。

扩展阅读

Habits, Rituals, and the Evaluative Brain. Ann M. Graybiel in *Annual Review of Neuroscience*, Vol. 31, pages 359–387; July 2008.

Human and Rodent Homologies in Action Control: Corticostriatal Determinants of Goal-Directed and Habitual Action. Bernard W. Balleine and John P. O'Doherty in *Neuropsychopharmacology*, Vol. 35, pages 48–69; 2010.

Optogenetic Stimulation of Lateral Orbitofronto-Striatal Pathway Suppresses Compulsive Behaviors. Eric Burguière et al. in *Science*, Vol. 340, pages 1243–1246; June 7, 2013.

A Dual Operator View of Habitual Behavior Reflecting Cortical and Striatal Dynamics. Kyle S. Smith and Ann M. Graybiel in *Neuron*, Vol. 79, No.2, pages 361–374; July 24, 2013.

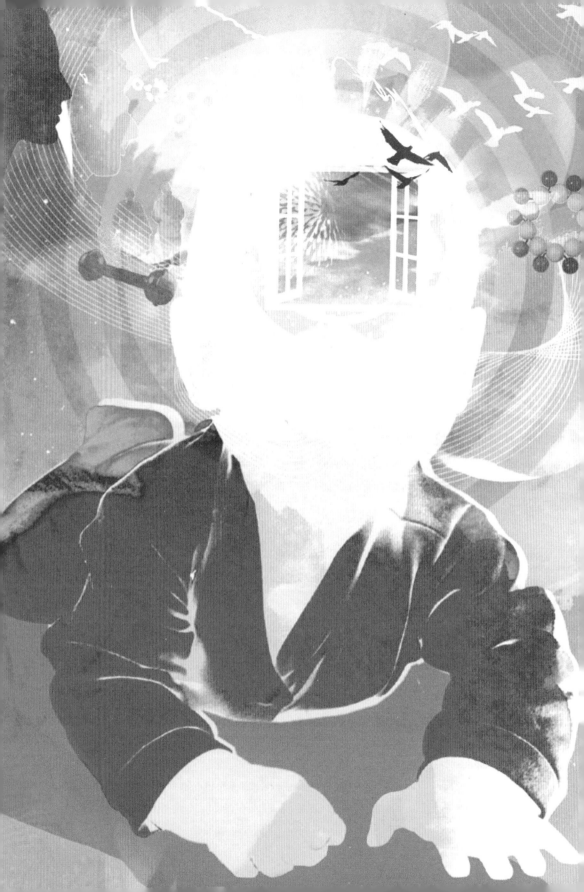

父亲是怎样炼成的

当男人升级成爸爸后，连神经都会跟着再生，
这一切都是为了宝宝更好地成长。

撰文 / 布莱恩·莫索普（Brian Mossop）

翻译 / 冯泽君

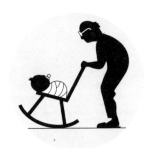

精彩速览

　　在婴儿成长早期，父子关系亲密融洽是一件对双方都有好处的事情。因为在相处的过程中，宝宝和爸爸的大脑会互相影响，共同成长。

　　父亲照顾刚出生的孩子时，因为抚育后代的压力刺激，大脑会长出新神经元，同时体内激素水平也会发生改变。而父亲的存在对孩子长大后的健康行为表现也至关重要。从小有爸爸陪在身边的孩子，长大后可以更容易面对行为和情感上的挑战。

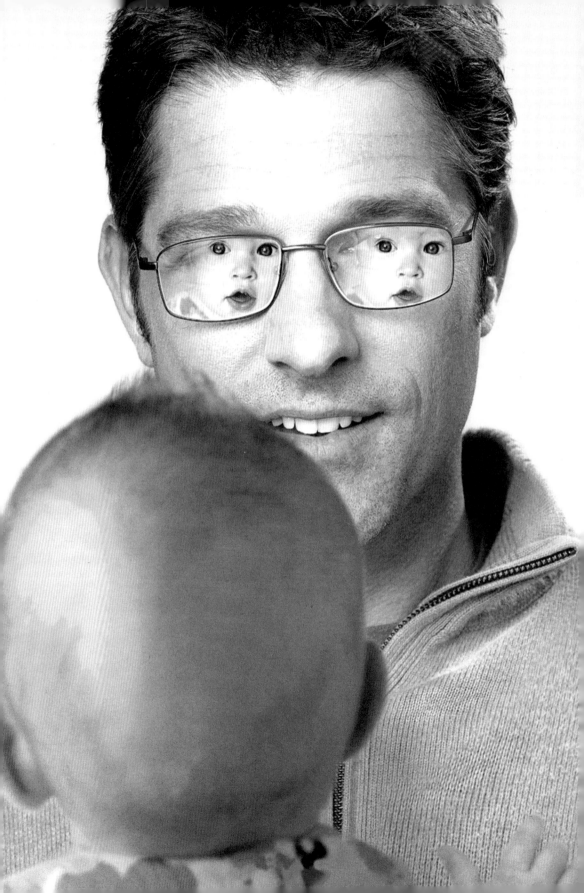

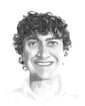

布莱恩·莫索普是生物医学工程博士，也从事过神经生物学方面的博士后研究。他为《连线》（Wired）、《科学美国人》、《石板书》（Slate，美国网络杂志）、《科学家》（The Scientist）等杂志都撰写过稿件，也是科学公共图书馆（Public Library of Science，PLoS）的社区经理。

去年，我在圣迭戈待了一个周末，第一次见到四个月大的侄子兰登。小家伙完全激发出了我"科技呆子"的本色。我一边观察他的足底反射，一边主动跟大家讲解为什么他的脚趾会这样或那样动。不过没人爱听我唠叨这些，我太太不停地对我使眼色，孩子的爸妈则一脸茫然，所以很快我就知趣地不说这些术语，开始向宝宝学习"娃娃语"。

我的博士后研究方向是神经科学，所以我知道早期经历对幼年动物的健康有多么重要。出生后几天内，婴儿的大脑像海绵一样吸收来自外界的感官信息。新生儿的大脑很容易受外界影响，那些对大人而言无足轻重的景象或是气味，对婴儿来说却意义非凡，这些信息塑造了婴儿的大脑，帮助婴儿理解这个还十分陌生的世界。虽然婴儿的大脑让人惊叹不已，不过这趟家庭之旅让我更感惊奇的，却是孩子出生对于我那26岁小舅子的影响。

在我眼里，杰克一直就是我妻子的小弟弟而已。初见时，他只是个19岁、高高瘦瘦，高中毕业立即加入美国海军的毛头小伙子。作为伊拉克战争的退伍军人，他曾两赴战场，在六年内见识到的世界也许比许多人一辈子都多，所以总爱给我们讲各种疯狂的水手故事。但就在短短几个月时间里，他居然能绝口不提他的海上生涯，摇身一变，成为一个事事亲力亲为的新手奶爸。

比起在伊拉克服役，杰克发现照顾兰登才是人生最大的挑战。不管杰克是否意识到，也不管他喜不喜欢，一切都将变得不同。未来十几年，杰克对兰登不仅负有经济上和法律上的责任，而且父子间会逐渐形成割不断的情感纽带。新生命降临后的一段时间内，婴儿和父亲的大脑都会发生显著变化。现在已经有证据显示，如果这期间父亲不在婴儿身边，会对宝宝大脑造成永久影响。反之，那些一直照顾小孩的爸爸们，认知功能将有所提高。尽管很多结论还有待证实，科学家已经开始寻找父子间那种联系的神经根源了。

那个周末聚会结束的时候，我隐约感到杰克已经开始接受新身份了。杰克原本开的是大马力的马自达RX-8，他花了好几周时间试图加固后座上的婴儿座椅，可是最终他决定放弃，理智地换了一辆汽车，以便携带宝宝出行。也许在他脑子里，细胞网络正在悄悄发生变化。

父子关系

要研究"身为人父"这种感觉和认知的根源，科学家必须先找到一个切入点。一般看来，父亲远不像母亲那样紧紧地和孩子联系在一起。母亲们在怀孕九个月期间，经过催产素等一系列激素的"洗礼"，会自然而然和孩子形成紧密的生化联系。怀孕期间，母子的心跳甚至都有可能同步；生产以后，母乳更是新生儿的天然食物。

这么看来，父亲的贡献实在不明显。当然，受精过程少不了我们，可在那之后，我们对孩子好像就没那么重要了。然而研究发现，父子关系其实非常重要。如果父亲把年幼的孩子丢给母亲独自抚养，孩子长大以后更容易产生情感障碍、好斗、吸毒等问题。现实情况更是刻不容缓。2008年，美国有25%的儿童由母亲独自抚养，另外有4%由父亲单独抚养。美国现在有1 200万单亲家庭，其中约三分之一生活在贫困线下。可能生存的压力也使得单亲家庭的孩子更容易出现学习成绩差、自卑、社交障碍等问题。

以前，要研究父亲在儿童成长过程中的作用，只能进行大规模问卷调查。现在，脑科学研究为此提供了新的思路，神经科学家开始从父亲与子女生物学联系的角度，解开这一谜团的关键一环。

以婴儿的哭声为例。2003年，瑞士巴塞尔大学的精神病学家埃里奇·希弗里兹（Erich Seifritz）和研究小组用功能性磁共振成像技术进行实验，发现婴儿的哭声不仅可以激活妈妈大脑的特定区域，同样也能使爸爸的特定脑区产生具有明显特征的脑活动，而没有孩子的受试者则不会出现此类特征性脑活动。虽然这个研究小组还不能确定究竟这种变化是怎么产生的，但可以确定的是，父母双方大脑都会发生某些改变，从而能更好地识别关乎宝宝安危的声音。

毕竟，大脑不是静止不变的。面对新体验或周围环境的变化，大脑总能不断更新神经回路来适应，有时甚至长出新神经元，这个过程一般被称为神经发生（neurogenesis），其机制还不清楚，但科学家认为新神经元和学习新内容密切相关。

脑力迸发

基于以上认识，加拿大卡尔加里大学的两名神经科学家，格洛利亚·马克（Gloria K. Mak）和萨穆埃尔·韦斯（Samuel Weiss）设计了一系列实验，研究孩子如何影响和改变父亲的大脑。他们在2010年发表文章指出，幼崽出生后的几天内，小鼠父亲大脑内的神经回路就开始有所变化，而且还有新神经元长出，形成全新的神经通路或网络。嗅球（负责处理味觉信息的脑区）里长出的新神经元，会专门对自家幼崽的气味做出反应。另外，海马内也会长出一些新神经元，鉴于这个脑区和记忆密切相关，新长出来的脑细胞很可能是用来帮助鼠爸爸加深对幼崽气味记忆的。

不过，要长出新细胞，还有一个前提条件：鼠爸爸必须待在窝里。如果鼠宝宝出生那天，鼠爸爸被转移到别处，其大脑就不会发生改变。韦斯认为，待在孩子身边的这个过程"不是简单地改变现有神经网络，更重要的是能催生全新的神经回路，为即将开始的父子关系铺路"。

哺乳动物鼻子里有特殊的气味受体神经，负责接收味觉信息并传给嗅球——大脑的味觉信息整合中心。不过，仅仅闻一闻自己的幼崽并不足以催生新神经元。马克和韦斯在笼子中间加一层网，把爸爸和孩子隔开，这时鼠爸爸仍能闻到自己的幼崽，但

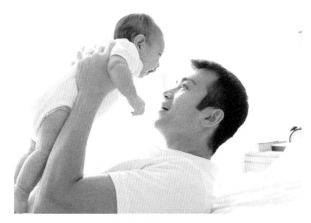

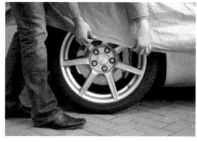

上图　婴儿的大脑似乎早已准备好要和父亲交流，而与婴儿互动，有助于提高父亲们的认知水平。

下图　如果男人把跑车换成保姆车，别人肯定会说他被洗脑了。其实这么说也不无道理，实际上确实是神经回路的改变，使得男人变成"奶爸"。

是碰不到。结果发现这种条件下不会催生新脑细胞。通过上述测试以及一些类似的实验，韦斯认为，幼崽的出生或是气味本身并不足以改变父亲的大脑，亲自照顾幼崽才是促使新神经元产生的关键。与幼崽有身体接触，辅以气味加深记忆，才能最终催生新神经元。

有研究显示，几个星期的隔离，足以使小鼠忘记前"笼友"。对自家孩子，小鼠会不会也这么健忘呢？马克和韦斯的实验结果再次证实：血浓于水。小鼠父子即使被分开三星期，鼠爸爸仍能轻易"闻出"自己的孩子。这很可能是因为新神经元之间会形成独特的网络，帮助鼠爸爸巩固长时记忆，维系父子关系。韦斯说："我们仍在试图弄清为什么所有哺乳动物——包括人类，脑内都有神经发生现象。当然一个主要的原因是为了适应外界变化，形成新神经网络，比如在这个实验中，新神经元有助于巩固父子间的'社交记忆'。"

如父，如母

为了巩固社交记忆，大脑需要依靠激素来调控新生神经元之间的连接。马克和韦斯发现父亲大脑内的神经发生源于催乳素（prolactin）——这种激素在母亲体内是用来促进产乳的。如果我们抑制鼠爸爸大脑合成该激素，它就无法形成与幼崽相关的新神经元。

而且，很多研究显示，在孩子出生的最初几个月内，催产素（oxytocin）水平较高的男性通常显得更具父爱，这与母子关系的研究结果类似。在2010年12月发表的一项成果中，东京大学的齐藤敦子（Atsuko Saito）和京都大学的中村且树（Katsuki Nakamura）通过观察绒猴爸爸给小猴喂食的状况，将此研究又推进了一步。他们发现，一般情况下，小猴出生四个月内，绒猴爸爸会主动喂食小猴，但小猴长到六个月大以后，绒猴爸爸就不再喂食小猴，而是把食物留给自己吃。如果给猴爸爸脑内注射催产素（不会影响雄猴的食欲），不管剂量大小，它都会变得更愿意给幼猴喂食。

父爱的进化

撰文 白妮娜（Nina Bai）

大脑的改变使男人变成真正的父亲，但这种改变模式是怎么进化来的，还是一个谜。只有约10%的哺乳动物物种中，"父亲"会在"孩子"出生后参与抚养。

对于这种现象，美国西北大学人类生物学研究实验室的研究生李·格特勒（Lee Gettler）于2010年在《美国人类学家》（American Anthropologist）杂志上发表文章提出，其中一个可能的原因是人类的儿童期较长，抚育后代需要花费较多精力。早期人类属于狩猎采集型社会，一个部落一天通常要走上好几千米，由男人来带小孩，可以减轻母亲或其他体力较弱的看护人的负担，比如奶奶。父亲参与照顾孩子，就能让母亲留存更多的精力，从而生育更多后代，这样的父亲在进化上会更有优势。

在进化上，帮助看护孩子为男人带来的优势还不仅于此。有一种理论认为，男人照顾小孩可以显示自己适合当伴侣。美国华盛顿州立大学温哥华分校的人类学家沙恩·麦克法伦（Shane J. Macfarlan）说，这种表现不仅能帮助他们留住目前的伴侣，也能吸引其他异性。有些研究显示，比起在家里，男人在公共场合（比如公园和超市）对孩子会更加关心一些。

不过，不管从生物学还是心理学上，此类研究大多集中在工业化城市社会里，可是在人类数万年的历史上，这种社会结构的存在时间只能算是短短一瞬，大部分时期我们都处于狩猎采集型社会，同有亲缘关系的人一起结群而居。麦克法伦和巴利·休利特（Barry S. Hewlett，也是华盛顿州立大学的科学家）曾在当代的一些小族群中调查过父亲的行为方式，结果发现在不同的文化中，父亲的行为存在极大差异。比如，东非的吉普赛吉斯人（Kipsigis）认为，父亲的凝视会伤害幼儿，所以孩子在四五岁以前绝不能见父亲。相反，在中非的狩猎采集型阿卡（Aka）部落，父亲们通常会一直待在婴儿身旁，寸步不离。麦克法伦说："这种显而易见的差异说明，父爱没有统一的标准。"

本文作者 白妮娜是居住于美国纽约市的一位科学作家。

由于催乳素和催产素本身就和社交行为密切相关，它们会影响父亲的抚育行为并不奇怪。然而，新研究显示，还有很多其他激素也有同样的作用。例如，美国普林斯顿大学心理学家伊丽莎白·古尔德（Elizabeth Gould）和同事在2010年10月发表的一篇综述中提到，与性及应激有关的激素也会影响抚育行为。

古尔德发表过很多文章，详细阐述人类应激激素——皮质醇（作用与啮齿类动物体内的皮质酮相似）与大脑结构改变之间的关系。一般来说，应激具有负面作用，但古尔德和同事在啮齿类动物中的实验显示，应激的作用可好可坏，视情况而定。负性应激，比如突然浸入冷水或暴露在天敌面前，对大脑有负面作用，会降低大脑神经发生、形成新神经回路的能力。但正如古尔德和同事2010年7月发表的那样，另一些应激，如锻炼和性行为，虽然也导致皮质酮水平上升，但反而会刺激新神经元的生长。由此看来，养育孩子的应激对父亲来说，也许该划为好的应激。

雄性性激素水平与生育后代关系密切，但不同物种会有不同的具体表现。比如，对于某些啮齿类和鱼类，后代出生后，雄性会产生过量睾丸激素，这一方面使它们尽心照顾后代，另一方面又使它们变得凶猛——这也许是为了更好地对抗猎食者。但对于热带鸟类和灵长类，睾丸激素升高会使雄性不那么待见孩子——睾丸激素水平高的雄性会对啼哭的婴儿表现出不耐烦。

这些研究对于我们理解激素在抚育行为中扮演的角色大有帮助。正如韦斯所说，这些研究"为我们理解激素对于成年动物神经发生的作用，又增加了一个新的维度"。

关键的突触联系

孩子出生后，父亲大脑是在一系列激素作用下发生改变，而孩子似乎一生下来就会和父亲互动。为了验证这个假设，德国马格德堡大学的神经生物学家凯塔林娜·布朗（Katharina Braun）和同事选择八齿鼠（Degu rat）作为研究对象。八齿鼠和人类很像，父母分工合作抚育后代。父亲负责新生儿的基本护理，用体温温暖幼崽，舔舐梳理它们的毛发。等幼崽长大一些，父亲就会陪它们在巢穴周围玩耍嬉戏。

布朗的小组发现，如果窝里没有雄性，幼崽会产生社交和情感上的失落感。在人

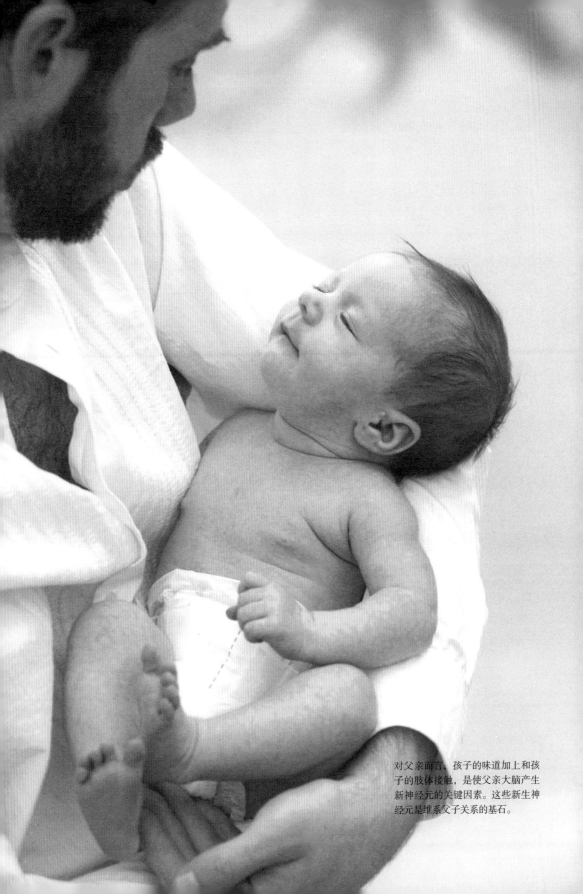

对父亲而言，孩子的味道加上和孩子的肢体接触，是使父亲大脑产生新神经元的关键因素。这些新生神经元是维系父子关系的基石。

类社会中，由单亲妈妈抚养的小孩也会产生类似感觉。另外，他们还发现只有父亲待在窝里，幼崽大脑发育才会健全。如果出生后立即把父亲隔离开，幼鼠大脑中有两个脑区的突触连接的数量会大大减少（突触是脑细胞之间传递信息的化学连接部位）。

在幼崽大脑本该迅速形成大量突触连接的发育阶段，如果父亲不在身边，眶额皮层和躯体感觉皮层（somatosensory cortex）的发育就会出现缺陷。眶额皮层是前额叶皮层的一部分，该皮层负责调控决策制定、行为奖励以及情感等脑高级功能。很多幼年缺乏父爱的孩子长大后容易出现严重行为异常。虽然我们不能把啮齿类的研究结果简单类推到人类，但这至少提醒我们，上述异常可能和该区域突触连接异常或功能障碍有关。

总的来说，这些动物研究的结果在一定程度上解释了父亲的重要性。新生儿在羊水里漂了几个月，基本没有感觉信息输入，来到世上后躯体感觉皮层亟待改变。如果没有父亲在身边，新生儿本该如雨后春笋般的突触连接会凋敝萎缩，结果无法正常感受各种触觉，最终导致一系列发育障碍，比如代谢问题、激素分泌异常等。

从目前的研究结果来看，父亲的大脑与后代之间的联系复杂微妙。韦斯认为，"父母俱在固然重要，但更重要的是全家亲密、有效的互动"。

对于我的小侄子兰登来说，也许他父亲简单、亲密的触碰已经使他的大脑出现了很多新建立的突触连接，这让兰登可以健康成长，帮助他正常面对今后的行为和情感上的挑战。另外，虽然我不能在杰克脑袋上钻个孔，看看他脑子里有没有长出新神经元，但我注意到，随着角色的转变，他在日常生活中的关注点也发生了明显的转变。兰登的小动作和声响，别人也许根本察觉不到，却总能轻易引起杰克的注意。看来，杰克脑子里已经有了一小簇专为他儿子而生的神经元。

扩展阅读

Hit the Ground Crawling: Lessons from 150,000 New Fathers. Second edition. Greg Bishop. Dads Adventure, 2006.
Family Guy. Emily Anthes in *Scientific American Mind*, Vol. 21, No. 2, pages 46–53; May/June 2010.
Parenting and Plasticity. B. Leuner et al. in *Trends in Neurosciences*, Vol. 33, No. 10, pages 465–473; October 2010.
The Role of the Father in Child Development. Fifth edition. Edited by Michael E. Lamb. John Wiley & Sons, 2010.

快乐从何而来

新研究表明，大脑中真正负责直接产生快乐感的，不是以前所认为的奖赏回路，而是一些与奖赏回路有关联的"快乐热点"。这将为更有效地治疗抑郁症、成瘾以及其他精神疾病提供新的思路。

撰文 / 莫顿·克林格尔巴赫（Morten L. Kringelbach）

肯特·贝里奇（Kent C. Berridge）

翻译 / 应剑

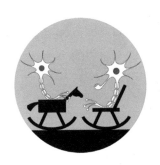

精彩速览

新的研究已经发现了大脑中的"快乐热点"，刺激这些热点可以增强快乐感。这些"快乐热点"与此前被认为是快乐感基础的奖赏回路不同。现在看来，奖赏回路更像是一个传递欲望信号的通路，而不是传递快乐信号。

高级脑区接收来自快乐回路和奖赏回路的信号，然后有意识地表现出与快乐相关联的温暖感觉。

产生"需要"和"喜爱"这两类感受的大脑系统之间存在关联，这种关联的中断可能导致了成瘾行为，这为寻找治疗成瘾的新方法提供了线索。

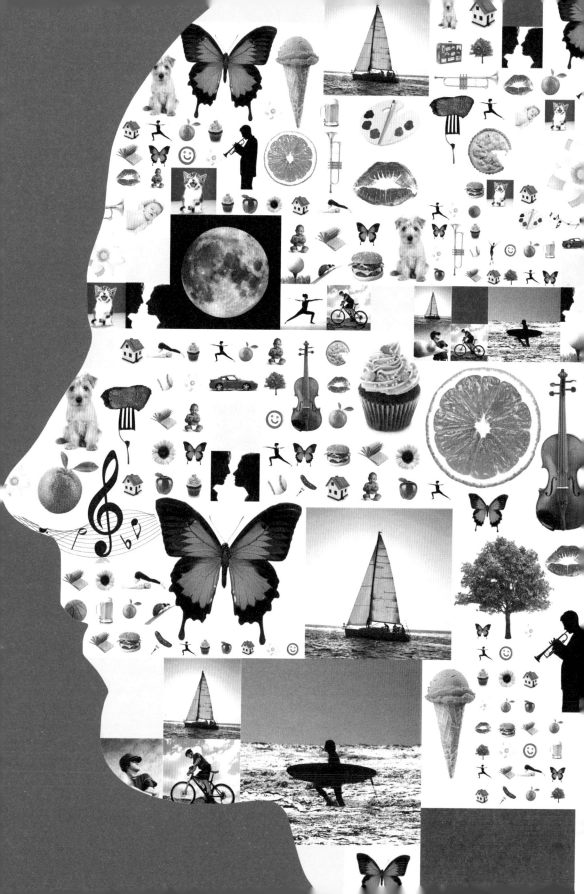

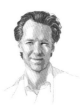

莫顿·克林格尔巴赫是英国牛津大学及丹麦奥尔胡斯大学合作建立的快乐感研究小组的负责人。他也是《科学美国人》顾问委员会成员。

肯特·贝里奇是美国密歇根大学心理学及神经科学的詹姆斯·奥尔兹学院讲席教授。

20世纪50年代，美国杜兰大学的精神病学家罗伯特·希斯（Robert Heath）开展了一项有争议的研究项目——通过手术，将电极植入患有癫痫、精神分裂症、抑郁症或其他严重精神疾病的患者大脑中。他最初的目标是找到与这些精神疾病有关联的脑区，进而人工刺激这些脑区，从而治愈精神疾病。

据希斯说，研究结果非常有戏剧性。几乎绝望的紧张性精神病患者开始微笑、交谈，甚至咯咯地笑。然而，这只是短暂的放松，当人工刺激消失，症状卷土重来。

为了发掘潜在的治疗作用，希斯尝试了新的方法：他为一些患者提供了按钮，以便他们在病症发作时，可以自己启动电刺激。实验中，有些患者经常有按下按钮的冲动。一位24岁的男性抑郁症患者（同时是同性恋，实验编号为B19）——希斯试图治愈其抑郁症（并纠正其性取向）——在一次持续了三小时的实验中，强迫症般地按了1 500次按钮进行电刺激。希斯说，这一强迫性自我刺激让B19患者"感觉到了快乐、机敏和温暖"。三小时的实验结束时，B19患者强烈地表示抗议。

在这些实验的帮助下，科学家找到了一系列大脑结构，这些结构后来被人们称作"快乐中枢"（pleasure center）。同时，不论从科学还是流行文化的角度，这些实验让人们对快乐的生物学基础有了更深的认识。希斯实验之后的30多年中，神经生物学家找到了希斯及其他科学家描绘过的脑区，在传播快乐信息时所释放和接收的化学物质。人们开始憧憬一个美丽新世界：通过激活这些中心，立即获得快乐。

但是，大脑中所谓"快乐中枢"的发现并没有给精神疾病治疗带来突破性进展，甚至可能误导了科学家，让他们以为已经了解了快乐在大脑中是如何编码和产生的。在啮齿类动物和人类身上的研究表明，用电极或化学物质激活这些结构，事实上根本不会产生快乐，可能只是引发渴求，从而增加对自我刺激的狂热追求。

借助现代分子生物学技术和经过改进的深部脑刺激技术，我们实验室及其他研究者正在重新确定大脑中的快乐回路。我们发现，大脑中负责产生快乐的系统比以往想象的更复杂，所受到的限制也更多。我们希望，通过精确地确定快乐的神经学基础，为更有针对性、更有效地治疗抑郁症、成瘾及其他疾病铺平道路，也为寻找人类快乐的根源提供新的思路。

快乐电极

不论是短暂的喜悦，还是获得满足之后的激动，快乐都不只是一种昙花一现的额外感受——也就是说，它不仅是一种只有当人们更基本的需求得到满足时才会出现的东西。事实上，快乐这种感受对于生命来说非常重要。快乐使动物持续关注于它们的生存所需。食物、性，有时甚至是社交，都能带来快乐感，作为对所有动物（包括我们人类）的自然奖赏。

关于快乐感的生物学研究，开始于近60年前的一项叫作"快乐电极"的工作。在那项研究中，加拿大麦吉尔大学的詹姆斯·奥尔兹（James Olds）和皮特·米尔纳（Peter Milner）试图找到可以影响动物行为的脑区。美国耶鲁大学更早的一项研究，通过将电极植入大鼠大脑中，发现了一个特别的脑区。刺激这一区域时，不管大鼠当时具有什么样的行为，都会立刻停下来。当试图重复这些实验时，奥尔兹和米尔纳无意中发现一个脑区，大鼠甚至会采取积极行动来使该脑区获得刺激——就像动物会重复各种可以得到适当奖赏的任务或行为一样。

让奥尔兹和米尔纳感到吃惊的是，当他们将电极置于大鼠大脑的不同区域——有时并非有意，他们发现在其中一块区域，大鼠似乎很享受这种温和的电刺激。大箱子

剖析快乐

快乐通路

快乐是一种复杂的体验，包含期望、需要、感动以及满足在内的许多感受。因此，这种温暖而美好的感觉的涌现需要多个脑区的参与并不令人惊讶。

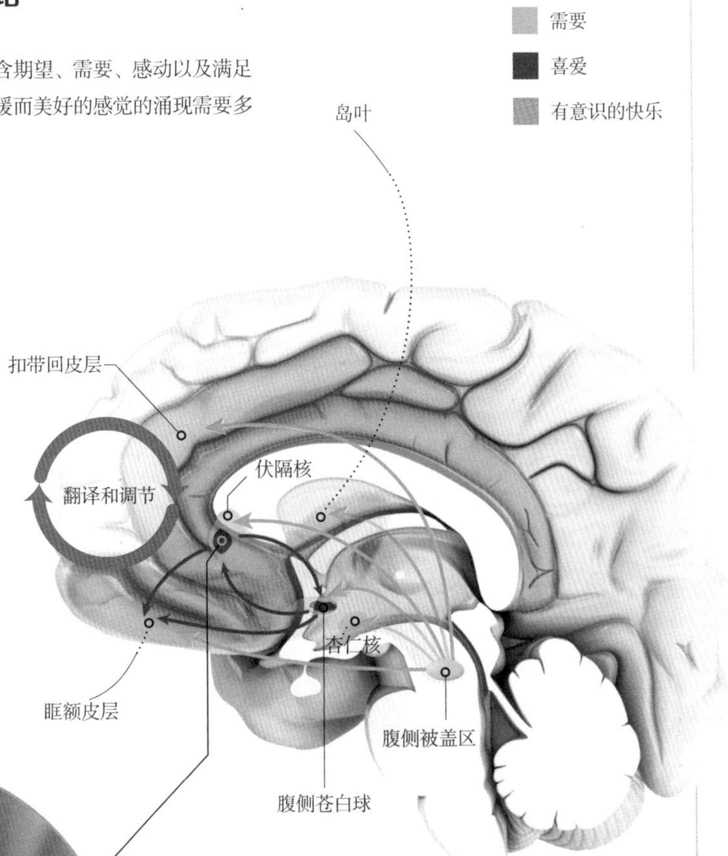

■ 需要
■ 喜爱
■ 有意识的快乐

"需要"和"喜爱"

人们曾经认为，从脑干附近开始，一直延伸到前脑的一条神经回路（蓝色）是传递快乐信号的主要通路。但实际上，它传递的主要是与需要相关的信号。除了这条通路之外，一些叫作"快乐热点"的部位（其中两处如图中红色所示）相互作用，从而产生喜爱的感受。另外一个扣带状的大脑皮层区域（粉色）则接收来自"需要回路"和"喜爱回路"的信息，并将这些信息转换成有意识的快乐感受，并根据从其他脑区获得的信息来调整这一感受。

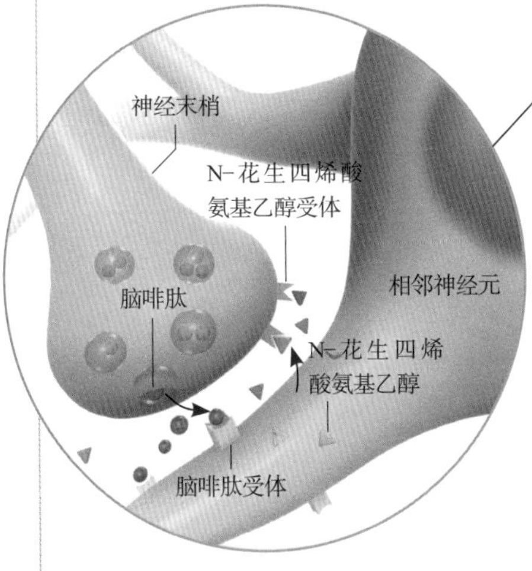

岛叶

扣带回皮层
翻译和调节
伏隔核
杏仁核
眶额皮层
腹侧苍白球
腹侧被盖区

神经末梢
N-花生四烯酸氨基乙醇受体
脑啡肽
相邻神经元
N-花生四烯酸氨基乙醇
脑啡肽受体

"喜爱"的化学原理

在一个"快乐热点"中，两种兴奋性神经递质相互作用，增强快乐感。一个令人愉悦的刺激，比如甜食，可以激发"快乐热点"这一区域中的一个神经元（左图上方）释放脑啡肽——大脑中合成的吗啡样物质。脑啡肽作用于相邻神经元（左图下方）表面的蛋白受体，从而可能触发该神经元合成 N-花生四烯酸氨基乙醇——大脑中产生的大麻样物质。N-花生四烯酸氨基乙醇从合成部位扩散开来，并与前一个神经元表面的受体相互作用，进而增强了快乐感，甚至可能激发前一个神经元合成更多脑啡肽。这些化学物质一起形成了增强快乐感的循环。

145

里的大鼠反复地回到研究者对它们进行微弱电击的那个角落。利用这一方式，奥尔兹和米尔纳发现，他们可以将大鼠引导到几乎任何位置。在一些实验中，电刺激对大鼠的吸引力甚至超过食物。如果研究人员在大鼠穿越迷宫的途中按下按钮，从而对它们进行微弱电击，那它们就会立即停下来，不再寻找迷宫尽头可口的食物。

更令人惊奇的是，奥尔兹和米尔纳发现，如果通过线路连接，让大鼠可以通过按下一个控制杆来自行启动植入电极来刺激大脑，那么大鼠就会强迫症般地在1小时之内自行刺激超过1 000次。即使研究人员切断电源，大鼠还会按下控制杆许多次，然后才停下来去睡觉。

这一结果使奥尔兹和米尔纳声称，"我们可能找到了大脑中专门负责产生行为奖赏效应的系统"。他们确认这一区域包括：伏隔核（nucleus accumbens），位于前脑基底部；扣带回皮层（cingulate cortex），围绕连接大脑左右半球的纤维束而形成的扣带状结构。因此，这一区域便被人们视为大脑中"奖赏回路"（reward circuit）的工作基础。

其他科学家迅速在高级灵长类动物和人类身上重现了这些效应。特别是希斯对自己所得结果的诠释，更是达到了极致。希斯坚持认为，刺激这些区域不仅会强化特定的行为，而且会产生欣快感（euphoria）。对于大多数科学家和普通大众而言，这些结构被认为是大脑中最主要的快乐中枢。

大约10年前，我们两人开始思考，大鼠自行进行电刺激是否真的是测量快乐的最佳方法。我们怎么知道受试对象刺激那些脑区是因为喜欢由此产生的感受，而不是因为其他原因呢？为了更准确地探测快乐回路，我们觉得应该设计一种新方法，来评价实验对象享受的到底是什么。

测量快乐

对于人体实验而言，评价快乐非常简单：直接问就行。当然，结果并不一定能完整地、真实地反映潜在的感受。而且，对于最易开展生物学研究的实验动物而言，这种通过提问来评价快乐的方法根本无法进行。

还有一种评价方法来自查尔斯·达尔文（Charles Darwin）。他在1872年出版的《人与动物的情感表达》（*The Expression of the Emotions in Man and Animals*）一书中写道，动物会根据环境变化而相应地改变它们的情感，换句话说，它们会"变脸"。我们现在知道，对于大多数哺乳动物来说，面部表情这样的情感表达的神经机制都是很相似的。因此，即便是啮齿类动物这样和人类亲缘关系较远的动物，一些面部表情也是和人类相似的——比如我们吃到美食时，就会出现享受的神色，而啮齿类动物也一样。

食物是获得快乐最常见最普通的方式，也是生存所必需的。而给食也是生理学家和神经科学家研究动物行为时最常用的实验方式。我们研究发现，动物对食物的反应为我们观察它们难以言表的快乐打开了一扇窗。

任何与婴儿相处过的人都知道，即便是刚出生的孩子，在吃到某种可口的食物时，也会通过某些方式"告知"看护人。吃到甜的东西，他们会很满足地舔嘴唇，而吃到苦的东西，他们就会撇嘴、摇头，用力擦嘴。在人类婴儿中所观察到的这些反应，同样存在于大鼠、小鼠及人类以外的灵长类动物身上。实验动物越喜爱某种口味，它们就会越频繁地舔嘴唇。通过拍摄它们对食物的反应，并对它们伸舌头（这就像是在捕捉每一个美味分子一样）的次数进行统计，我们就可以测试出实验动物对某种味觉刺激的喜爱程度。我们也可以利用这一信息，来确定快乐在大脑中的真实位置。

"需要"并非"喜爱"

我们首先发现，快乐在大脑中出现的位置以及方式，并不像人们以往所说的那样。奥尔兹和米尔纳及其他科学家找到的脑区，位于大脑前部，由神经递质多巴胺激活，而多巴胺则是由脑干附近的神经元释放。如果大脑前部的这些脑区真能调节快乐感，我们推测，在这些脑区增加多巴胺或者彻底清除多巴胺，应该都能改变动物对它们喜爱的某种刺激的反应。然而，结果并非如此。

在这些实验中，我们的合作者、美国芝加哥大学的庄晓曦（Xiaoxi Zhuang，音译）通过基因改造，培育出一种小鼠。这种小鼠缺少一种蛋白质。这种蛋白质被兴奋的神经细胞释放时，能摄取多巴胺这种神经递质，再将其送回到神经细胞内。因此，缺少这种蛋白的实验小鼠，大脑中的多巴胺浓度通常较高。但我们发现，这些小鼠吃到甜食时，它们表现出的快乐并不比同笼的其他正常小鼠强烈。与正常小鼠相比，这些大脑中充满多巴胺的小鼠在扑向甜食时，反应更为敏捷，但舔嘴唇的次数并没有增加，反而更少。

在通过其他方式使大脑中多巴胺浓度升高的大鼠身上，我们也观察到同样的现象。例如，向大鼠伏隔核中注射安非他明（amphetamine），使该脑区的多巴胺浓度升高，结果大鼠吃到甜食之后，还是没有表现出更强烈的快乐——尽管这些大鼠会更积极地进食甜食。

另一方面，大脑中多巴胺被清除的大鼠对甜食丝毫不感兴趣。如果不主动饲喂，这些大鼠甚至会绝食到饿死。但是，如果在这些大鼠口中放入甜食，它们却都会舔嘴唇。

因此，多巴胺的作用似乎比人们以前所认为的更加微妙。多巴胺这种神经递质的作用更像是激发动机，而非带来快乐感本身。同样，在人身上，多巴胺的浓度似乎也与人们所宣称的对某种美食的"需要"程度有关，而与"喜爱"程度无关。

成瘾过程与此完全相同。毒品滥用使大脑中充满多巴胺——尤其在那些与"需要"相关的脑区。由此产生的多巴胺浓度上升不仅激发强烈的渴求，而且使这些脑区中的神经细胞对以后的毒品接触更加敏感。此外，我们的合作者、美国密歇根大学的特里·罗宾逊（Terry Robinson）提出，这种敏化现象可能会持续数月甚至数年。因此罗宾逊推测，即使毒品已经不再带来快感，瘾君子仍能感觉到对毒品的强烈渴望——这是多巴胺作用所带来的不幸后果。

根据这一新发现，我们认为，"快乐电极"的刺激使多巴胺在大鼠（以及人类）的大脑中不断累积、增多，由此产生的效果可能并不像我们原先假想的那样是让大鼠感到快乐。我们发现了一些支持这一观点的证据：如果启动电极，使伏隔核中的多巴胺浓度升高，将驱使大鼠觅食、饮水，但这样的刺激并不会使大鼠对食物更有好感——事实正好相反。在电极刺激的驱使下奔向甜食的大鼠摇头、擦嘴——这都是大鼠非常不喜欢某种食物的信号，就好像电刺激把甜味变成了苦味甚至恶心的味道。电极驱使大鼠吃下了更多没有给它们带来快乐的食物，这一结果表明，"需要"和"喜爱"是由大脑中完全不同的机制所主导。

我们认为，对于人类来说，大脑中主导"需要"和"喜爱"的机制也是完全不同的。在希斯的实验中，他利用标准的"快乐电极"对患者施加电流，使得至少一名患者非常强烈地想喝酒。而在包括B19在内的其他一些患者身上，电刺激则使他们的性欲增强。只不过在当时，希斯把这种性渴求当成了出现快乐感的证据。经过广泛查阅文献，我们发现，没有一个植入电极的患者感受到显著的快乐。B19患者也从来没有说过诸如"哦，感觉太棒了！"这样的话。电极并没有带来快乐，只不过是让B19以及其他患者希望得到更多的电刺激而已——或许不是因为他们"喜爱"，而是因为"需要"。

快乐热点

"喜爱"和"需要"都参与了奖赏感觉的体验。因此，大脑中真正的快乐中枢——那些负责直接产生快乐感的区域，可能就位于此前认为构成奖赏回路的某些大脑结构中。在这些所谓的"快乐热点"（hedonic hotspots）中，有一个就位于伏隔核，叫作内侧壳核（medial shell），另一个则位于腹侧苍白球（ventral pallidum，前脑底部深处的一个结构，主要接收来自伏隔核的信息）中。

为了定位这些"快乐热点"，我们寻找那些受到刺激后能放大快乐感的脑区，比如能使甜食显得更加美味的区域。利用脑啡肽（enkephalin，大脑中合成的一种吗啡样物质）来刺激这些热点，可以提高大鼠对甜食的喜爱程度。而N-花生四烯酸氨基乙醇（Anandamide，大脑中合成的大麻素样物质）也有同样的效果。此外，还有一种激素叫作食欲素（orexin，饥饿时由大脑释放），也可以刺激"快乐热点"，增强大鼠对食物味道的喜爱。

这些"快乐热点"中的每一个，都只是它们所在部位的一小部分——在大鼠的大脑中，这些热点的大小可能只有约1立方毫米，而在人脑中，则可能不到1立方厘米。但是，如同群岛中的个个小岛，它们彼此相连，并与其他处理快乐信号的脑区相通，形成一个强大、完整的快乐回路。

这一快乐回路非常富有弹性，很难被完全破坏。在我们的实验中，使快乐回路中的某一部分失活，并不会减弱大鼠对甜食的典型反应——只有一个例外，即破坏腹侧苍白球似乎会使大鼠不再享受进食，美味的甜食竟变成了让它们感到恶心的东西。

而另一方面，要想产生非常强烈的欣快感也不容易。原因可能是快乐感的剧烈增强——如同我们在实验动物身上用化学物质诱导所产生的"快乐冲击波"一样——似乎需要在很短时间内立即激活整个快乐回路。任何一个部分没有激活都会降低整体感受。

快乐回路——尤其是腹侧苍白球——在人体中是否也具有同样的作用尚未可知。到诊所就诊的患者中，只是与快乐回路相关的大脑结构受到伤害，而周围区域完全没有受损的人并不多。因此，要想弄清楚腹侧苍白球以及快乐回路其他部分之中，哪些对于人类感受快乐是必不可少的并不容易。我们认识一名患者，他的腹侧苍白球在一次过量用药中受到损害。据他说，之后他时常陷入抑郁、绝望、罪恶的情绪之中，感觉不到丝毫快乐。这或许可以作为一项证据，证明腹侧苍白球这一至今仍被低估的大脑结构，在快乐感受中所具有的核心作用。

适可而止

快乐回路并不是调控快乐感的唯一参与者。为了向某种感觉或体验中引入充满温暖的快乐，其他脑区也会参与其中。这些高级中枢会根据当前的状况——例如，身体处于饥饿还是饱腹状态，刚刚是否经历了非常强烈的愉悦感——来协助判断某种体验带来了多少快乐。例如，当吃完一整盘巧克力布朗尼之后，即使是最热爱巧克力的人，也会对巧克力棒失去兴趣。

对于进食而言，之所以会出现这种选择性的满足感，部分原因是这可以鼓励动物广泛地获取营养物质，而不只是固定在某一种它所偏爱的食物上。这一信息似乎是由大脑中的眶额皮层编码。眶额皮层位于前额叶皮层的下腹部，在人体中正好位于眼睛正上方，它接收来自伏隔核和腹侧苍白球的信息。眶额皮层似乎可以调节有意识的快乐表现——在吃到美味食物时使相应的满足感弥漫开来，并在吃饱之后弱化这种满足感。

在强大的神经成像技术的帮助下，我们发现，受试者在某种很舒服的感觉（比如喝到巧克力牛奶）中表现出的快乐，与眶额皮层中一个被称为中前区（midanterior site）的部位的活跃程度密切相关。例如，当受试者喝下第一口巧克力牛奶时，这一部位明显活跃起来；而一旦受试者喝了足够多的巧克力牛奶，中前区的活动就会停止，使得这一行为的愉悦感下降。

中前区对于人类的快乐感非常重要，更多证据来自深部脑电刺激的临床治疗研究。深部脑电刺激可以用来治疗一些精神疾病，以及帮助那些患有无法治疗的慢性疼痛的患者减轻痛苦。我们有一名截肢患者，他常常会感到截肢的地方很痛。刺激脑干中的一个区域不仅能缓解他的这种疼痛感，还能让他内心感到快乐。同时进行的大脑成像表明，中前区的活跃程度突然变强了。现在很多科学家都在研究，看是否可以通过刺激快乐回路中的特定热点，来治疗抑郁症或其他形式的快感缺乏（anhedonia，一种无法体会到快乐感的缺陷症）。

还有些研究可能揭示了快乐回路与奖赏回路之间是如何联系的。通常情况下，"快乐热点"与多巴胺驱动的奖赏系统相关联，因此我们想要那些让我们感觉良好的事物，而拒绝或无视那些让我们感觉不好的事物。但在成瘾的情况下，这两类系统不再关联，导致成瘾者一直渴望那些不再带来快乐的事物。这一关联的中断可能也与其他类型的强迫行为有关，比如暴食和赌博。弄清楚这种关联中断的方式及原因，或许就能找到一种更好的方法，逆转产生成瘾性的大脑变化，从而恢复"需要"和"喜爱"之间的天然联系。

亚里士多德曾经指出，幸福包括两个关键要素：欢欣愉悦（hedonia）和精神富足（eudaimonia）。虽然科学家在揭示快乐的生物学基础方面已经取得了一些进展，但我们对大脑如何全方位地感受高品质生活仍然知之甚少。尽管如此，我们还是希望，随着时间的推移，这些疑惑都能被解开。同时，我们也希望新的发现能帮助人类将快乐与意志统一起来，让我们每天的生活都能得到满足感。

扩展阅读

A Common Neurobiology for Pain and Pleasure. Siri Leknes and Irene Tracey in *Nature Reviews Neuroscience*, Vol. 9, pages 314–320; April 2008.
The Pleasure Center: Trust Your Animal Instincts. Morten L. Kringelbach. Oxford University Press, 2008.
Pleasures of the Brain. Edited by Morten L. Kringelbach and Kent C. Berridge. Oxford University Press, 2009.
Building a Neuroscience of Pleasure and Well-Being. Kent C. Berridge and Morten L. Kringelbach in *Psychology of Well-Being: Theory, Research, and Practice*, Vol. 1, No. 3; October 2011.

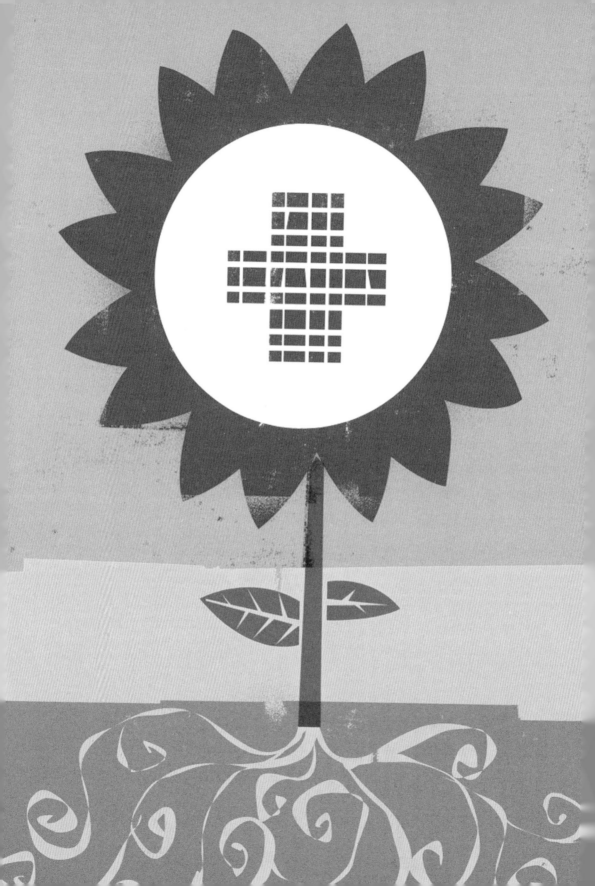

潜意识在操控你

弗洛伊德可能做梦都想不到，其实我们的许多想法和行为，都源自潜意识的冲动和欲望。

撰文 / 约翰·巴奇（John A. Bargh）
翻译 / 吴好好

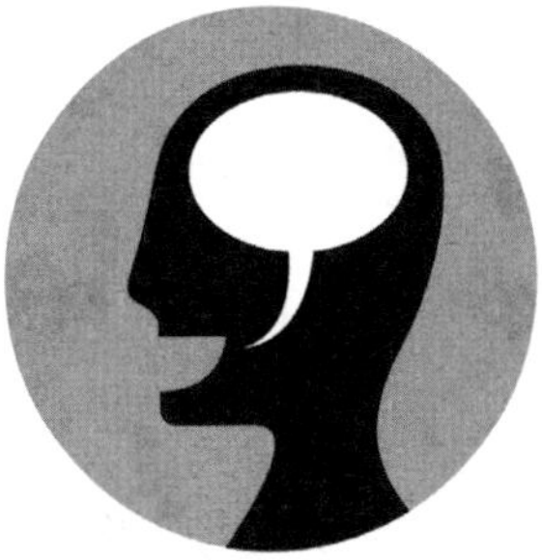

精彩速览

在生活中，人们经常不经过深思熟虑便做出决定，比如，选举时给谁投票，购物时买什么东西，要去哪里度假等。

潜意识常常悄无声息地影响着我们的思考和计划，并且这些影响大多都是好的。比如，自动判断（automatic judgment）能够帮助我们快速躲避疾驰而来的汽车。又如，受潜意识控制的行为，会让我们在路口时不必仔细观察就选定行进方向。

潜意识里隐藏的看法还会影响我们对他人的态度。虽然心理学家西格蒙德·弗洛伊德毕生都在探索什么是潜意识，但现代心理学研究对我们与权力或者情感的关系给出了更加务实的观点。

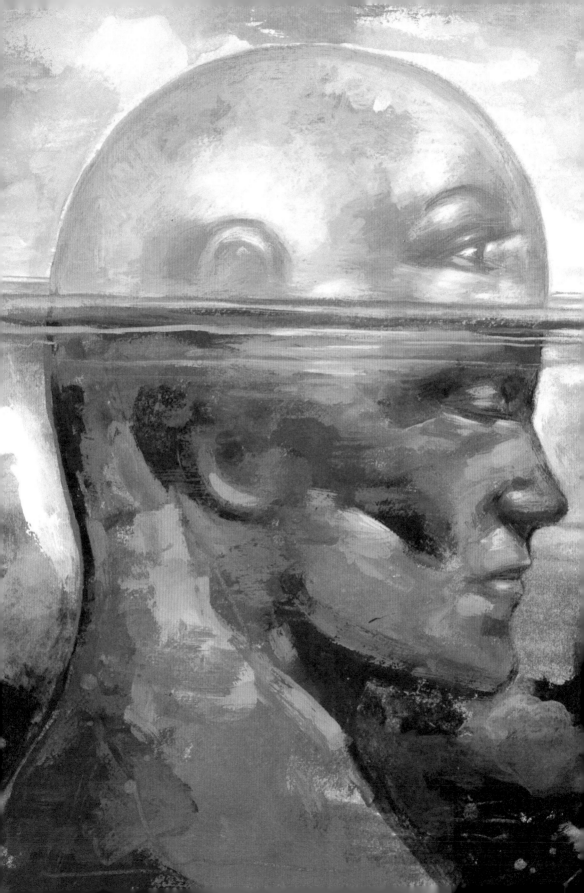

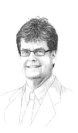

约翰·巴奇是美国耶鲁大学的心理学教授。他在耶鲁成立了认知、动机和评价自动性实验室，主要研究潜意识对行为的影响以及自由意志在何种程度上存在等问题。

当心理学家试图去理解人类心理活动时，通常会得出一个令人瞠目的结论：人们做决定时，经常并没有经过深思熟虑，或者更确切地说，他们没有用意识去思考这件事。比如，当我们决定选举时给谁投票、购物时买什么东西、去哪里度假以及其他许多事情时，潜意识都扮演着重要角色。最新的心理学研究向我们展示了，潜意识到底是怎样在不知不觉间，影响到我们生活的方方面面的。

一个著名的实验能充分证明潜意识的力量。在这个实验中，一组模拟选民需要通过网站上美国各州州长及参议员候选人的面部肖像，来判断这些人中谁更适合出任相应的职位。值得注意的是，这些候选人与模拟选民生活在不同的州，模拟选民对候选人几乎毫无了解，但他们必须在快速看一眼照片后迅速做出判断。实验的结果令人惊讶，模拟选民的投票和这些州随后得到的真实选举结果惊人地一致——模拟选民仅仅通过对候选人肖像的短暂一瞥，竟然成功预测了三分之二的选举结果。

那么，潜意识是怎样影响我们的思想和行为的？科学家对这个问题已经探索了100多年。早在19世纪末，著名心理学家弗洛伊德就揭示了人类的潜意识过程。他提出，意识属于理性思考的范畴，而情感和潜意识则是非理性的。今天，认知心理学家重塑了弗洛伊德的观点，不再将意识和潜意识进行这样简单的两极划分，而倾向于认为它们之间存在着动态变化的过程。然而毫无疑问的是，从古至今，无论是意识还是潜意识，都可帮助人类更好地适应瞬息万变的环境——从石器时代狩猎体形庞大的野兽，到中世纪骑士间的马上决斗，一直到今天算计如何从瞬息万变的股市中获利。

后弗洛伊德心理学抛开了本我和自我，更为实际地研究我们无意识的自我。诺贝尔奖得主丹尼尔·卡内曼（Daniel Kahneman，2002年获诺贝尔经济学奖）描述了自动化过程和控制过程在现代意义上的区别。在他的畅销书《思考，快与慢》（Thinking Fast and Slow）中，卡内曼这样描述自动化思维过程：快速、高效（耗费很少或者不耗费注意力资源），处于意识知觉范围之外，这就使得自动化过程缺乏考虑或计划。自动化过程可以由很简单的因素激发，比如你在看这篇文章的时候，文章里的词汇会直接与存储在大脑中的词汇含义对应起来，这一过程并不需要你有意识地完成。控制过程则正好相反，它是一个有明确目的性、相对缓慢、有意识的思考过程，比如填写纳税申报单，就是一项需要人们有意识地完成的、消耗精力的工作。

自动化过程和控制过程，与弗洛伊德关于人格结构的论述中，代表本能冲动的本我和具有控制能力的自我相似，既相辅相成，有时又会发生冲突。例如，当一辆车向你高速驶来，你会本能地躲闪开，然后努力控制自己想揍这位鲁莽司机一顿的冲动。其中，躲闪危险就是一个自动化过程，而没有冲动地揍司机一顿，则是受到意识的控制。

"瞬间判断"（snap judgment）也是一种自动化的思考过程，并且在生活中处处可见。我们每天遇到的人，大多数都是擦肩而过之后，再也没有机会见到的陌生人。比如，我们在银行排队等待时遇见的人，或是打过短暂交道的人，比如收银员、出租车司机、保险代理人、餐厅服务员或是某门课程的老师。我们对他们知之甚少，然而在潜意识里，我们却对他们的行为甚至个性都有了预判。我们在潜意识里会认为，餐厅服务员应该是礼貌而周到的，却绝不会对图书管理员或卡车司机有这样的期待。很多时候，我们不用认真思考，仅仅通过一个人的职业或是社会地位，就能迅速地做出这些判断。

这种对别人的瞬间判断其实是一种条件反射。有时候，我们需要有意识地去消除这种先入为主的感觉（甚至是一种莫须有的负面情感），只有这样我们才能更好地与人相处。潜意识的影响越是根深蒂固，我们越是需要通过加倍的努力才能将其克服，尤其是对一些习惯性行为。比如，有酒瘾的人下班回家就会习惯性地来上一杯，有肥胖问题的人则会习惯性地开始吃薯条，潜意识的冲动让他们轻易地就将戒酒和减肥的愿望抛之脑后。

理解潜意识是怎样对我们施加影响的显得尤为重要，因为只有这样，我们才不至于在面对难以理解和控制的冲动时感到不知所措。在遇到各种问题时，比如，是否要和某人交朋友、怎样融入新的工作环境、怎样克服酗酒的毛病，我们调节和控制自身行为的能力不仅仅依靠基因、性格和社会支持，在一定程度上，也取决于我们能否意识到冲动和情感的影响，并且努力去克服它们。所以，为了更好地生活，认识和了解潜意识非常有必要。

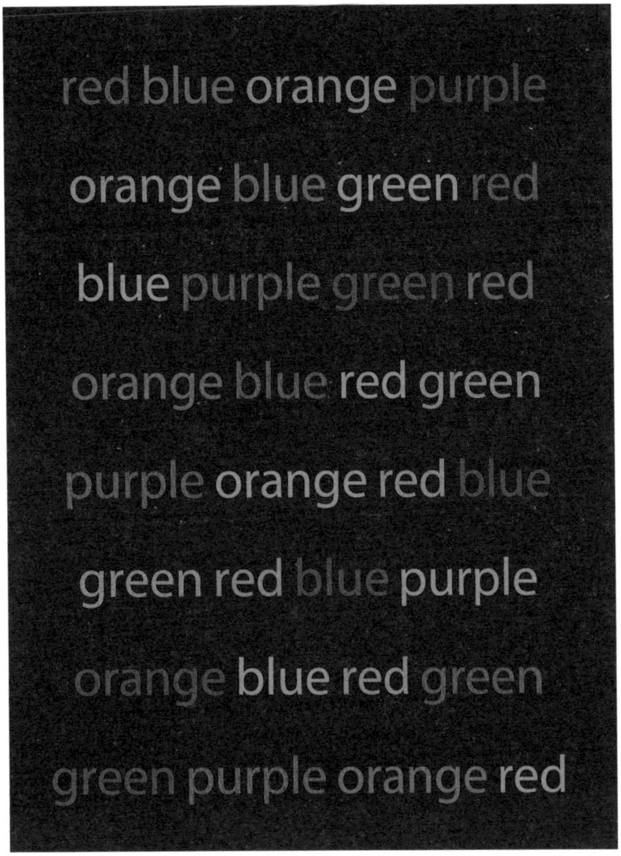

red blue orange purple

orange blue green red

blue purple green red

orange blue red green

purple orange red blue

green red blue purple

orange blue red green

green purple orange red

当单词的颜色和含义冲突时，我们读出单词时会有片刻迟疑，这正是潜意识在分散我们的注意力。

刻板印象

当我们第一次遇见某个人，往往在开始交谈之前，就已经形成了对他（她）的第一印象。这是因为我们对某个社会群体应该怎么表现早已有了刻板的印象，于是仅仅通过观察他（她）的种族、年龄、性别等基本特征，就将他（她）与我们脑海里的某个人群直接对应起来。然而，我们对某个社会群体行为表现的这些假设，比如敌对的、懒惰的、有趣的或是机智的等等，无论这些假设是好的还是坏的，对于站在我们面前的独特个体，这种假设往往是不正确的，因为我们根本不了解这个人。

可是，就算先入为主的条件反射与我们意识层面的信仰背道而驰，它的影响也会持续很久。比如，许多人自称他们对某个族群友好，并无任何偏见，而事实上，社会科学家仅仅通过一个简单的实验就可以证明，他们是如此自相矛盾。这个实验叫作内隐联想测验（implicit-association test，简称IAT），用于评估个体态度和行为的一致性。IAT的原理很简单，当两个概念联系紧密时，受试者容易对其做同一反应；反之，当两个概念联系得不是很紧密，甚至存在冲突时，受试者对它们做同一反应则较为困难。根据受试者对不同概念做同一反应的难易程度，研究人员可以判断受试者的态度和行为到底是否一致。

在这个实验中，受试者需要对电脑屏幕上出现的刺激（图像或词语）迅速做出分类。受试者首先需要做一个初始评估，将电脑屏幕上一个物体和它们的属性联系起来，例如，出现小狗图片的时候，屏幕上显示"按左键：好的"以及"按右键：坏的"，这时受试者大概都会毫不犹豫地按下左键。接着，屏幕上会出现一系列黑人或是白人的脸，并且显示"按左键：好的/白人"以及"按右键：坏的/黑人"，分别记录下受试者的反应时间。在下一个实验中，当出现黑人或白人的图片时，屏幕上的显示变化为"按左键：好的/黑人"以及"按右键：坏的/白人"，再次分别记录下受试者的反应时间。许多白人受试者自认为，他们可以平等公正地对待所有人，但在出现黑人图片的时候，迟迟无法按下代表着"好的/黑人"的左键。这种犹豫不决正是内隐认知在影响我们看待世界的方式。

而这种内隐认知正源自我们的潜意识，因此在法庭上、工作场所甚至学校里，无时无刻不影响着人与人之间的交往和公平对待。因为我们并没有意识到是潜意识在起作用，所以我们在做任何事情时，都有可能受到潜意识的影响。正因为如此，人们往往意识不到自己的潜意识中存在种族偏见，而这种潜在的偏见将人们的注意力转移到具体某个人的缺点上。例如，一位美国大学录取官在查看来自某一种族的学生的入学申请时，他可能会非常介意这位学生的成绩并非全优，而同样的事情发生在其他学生身上却可以得到宽容。

虽然关于无意识社会知觉的研究大多集中在成见和偏见方面，但潜意识的影响却远超于此。通常，如果多种积极的、消极的情绪掺杂在一起，人们很难理清楚每种情绪的根源是什么，很容易混淆真相。关于这种效应有一个经典的实验：面试官对电话面试者的评价往往受到天气的影响，因为天气晴朗的时候，人们更倾向于认为，他们所经历的一切都和阳光一样灿烂。但当面试官清醒地认识到这是天气效应后，情况可能会立即发生转变，他们对面试者的印象也不再受晴天或阴天的影响。

变色龙效应

潜意识不仅影响了我们对自己和周遭世界的认识，也影响着我们的行为方式。近几十年来，潜意识对行为的影响在心理学家中一直存在争议。20世纪美国著名心理学家斯金纳（B. F. Skinner）和其他行为主义学派的学者认为，我们的行为模式完全受我们对周围环境的所见、所闻、所感的控制，我们自身的意识在这个过程中几乎没有起到任何作用。这个观点来自一个叫作"斯金纳箱"的经典实验。在斯金纳箱中，有一个连接食丸投放装置的操纵杆，当大鼠在箱子里无意碰到操纵杆的时候，就会有一粒食丸滚下来，经过几次这样的"偶然"，大鼠就知道了拨动操纵杆就会得到食物。在斯金纳的观点里，我们绝大多数的行为都是"拨动操纵杆"的升级版：要得到某个特定的结果，我们只需做出相应的动作，如同向自动贩卖机里投入硬币就可以买到我们想要的东西。

20世纪60年代的一些研究，反驳了以斯金纳为代表的行为主义。当然，另一个极端，即行为完全受意识控制，丝毫不受环境因素直接影响，也是不正确的。因为研究发现，仅仅是通过观察和倾听他人，人们就能毫无察觉地改变自己的举止。

我们知道，人类天生就会模拟和效仿他人的很多行为，比如他人的情感表达、手势、身体姿态等。这种现象在大自然中也极为常见，无论是海底的鱼群、高山上成群的羚羊还是天空中迁徙的鸟群，它们都衍生出了一种协调的群体行为方式，使群体可以像个体一样灵活自由地移动。在人类的婴幼儿时代，模仿周围人的举动是一种不由自主的行为，近百年来，心理学家都在讨论，是否正是这种与生俱来的模仿冲动，帮助我们在婴幼儿时期从父母那里学会了语言和许多其他行为。

然而，这种模仿行为并没有随着童年的结束而消失。在聚会上与新认识的朋友交谈时，也许你会不自觉地采用和他一样的姿势，翘着腿、交叉着双臂、时不时地挠挠头，这就是典型的"变色龙效应"。直到你为自己拿了一杯新的饮料，物色了一个新的谈话对象，你又会像变色龙融入新的环境一样，开始模仿起另一个人的站姿和手势来。

当你在一个陌生的社交场合，不知道怎样表现才算恰当，也许模仿和参照他人的行为，是避免让你显得与环境格格不入的最佳选择吧。

所以，俗话说"入国问禁，入乡随俗（When in Rome, do as the Romans do.）"，模仿他人在很大程度上可让你避免陷入危险境地或被视为无礼。正如保拉·尼登塔尔（Paula Niedenthal）和罗伯特·扎伊翁茨（Robert Zajonc）当年在美国密歇根大学合作的一项研究发现，夫妻在一起的时间越长，就会越加相似，这大概就源于他们日复一日地在潜意识里对彼此的面部表情和举止的效仿。

模仿培养人的社会心态。有时候，我们无需清晰的指示，就知道应该怎么做——只要看到别人都站成一排耐心等待，我们也会照着样子做；还有，为邻居开门、在公共场所用绳子拴着狗、不乱扔垃圾等等，这些正确的行为都是人们乐意效仿的。此外，潜意识的模仿也使我们容易与他人产生情感共鸣，这是将完全陌生的人联系起来的"社交黏合剂"。当两个人或更多人同时参与到同一件事情中时，比如当军队在行军，或是做礼拜的人们在教堂里共唱一首赞美诗时，模仿心理能够产生最强大的效果。对行为同步性的研究发现，在潜意识的影响下，就连从未谋面的陌生人也可以高效地互相配合。

但是，这种模仿的自然倾向也是利弊共存的。荷兰格罗宁根大学的心理学家谢斯·凯泽尔（Kees Keizer）和同事通过实地考察发现，一个错误的行为也能导致其他错误行为的发生。研究人员在一条小巷的墙壁上玩了一次涂鸦，一段时间后，他们发现停在这条巷子里的自行车车把上，明显多出了很多广告传单。而抑制涂鸦以及类似的错误行为，则能大大改善城市的社会面貌。这项研究结果也再次印证了"破窗理论"，即如果一栋建筑物的一扇玻璃打碎了，未得到及时修理，就会纵容人们去打碎第二扇、第三扇，久而久之，就会给人产生无序和治安不力的印象，滋生犯罪。这个理论最著名的推崇者是前纽约市长鲁迪·朱利亚尼（Rudy Giuliani），他在上世纪90年代中期强力推行了惩处轻微违法行为的法律，严厉打击乱扔垃圾、乱穿马路、蓄意破坏等行为。那段时期，纽约市犯罪数量大大降低，一定程度上就得益于这项政策。

对他人的模仿通常不仅限于手势和面部表情，他人的性格特点也经常成为被模仿的对象。当我们见到或者想起某个熟人时，潜意识就会使我们做出和那个人相似的举动。一些研究人员在大学生群体中做过一个实验，实验过程中，大学生们阅读到许多和

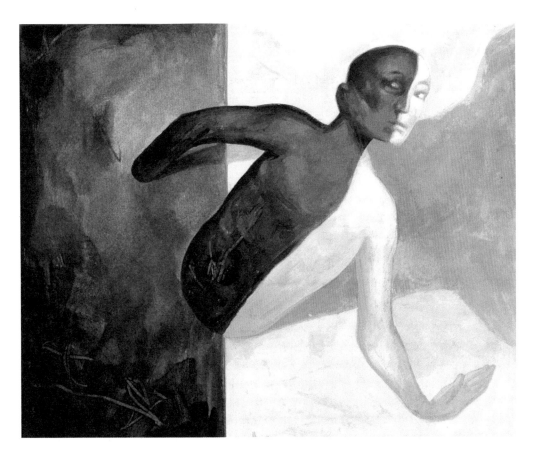

"老年"相关的描述，例如"佛罗里达州"（号称美国的老人州）、"灰色的"、"宾果游戏"（适合老年人的益智游戏）等。实验结束后，研究人员发现，这些大学生下楼梯的步伐明显变得缓慢，而这正符合我们对老年人虚弱和行动缓慢的刻板印象。类似地，想到护士，首先映入我们脑海的一定是她们热心助人的倩影；而一提起政治家，就会联想到他们冗长乏味的讲话。这些成见深藏在我们的脑海里，我们根本没有意识到，所有这一切都在不知不觉中影响着我们的行为。

在一个多种族或男女同校的校园环境里，我们经常观察到学生的学业成绩出现种族差异或性别差异，比如男生比女生更擅长物理，中国学生比美国学生的数学成绩往往高出一截，这种现象被社会心理学家称为"成见威胁"（stereotype threat）。成见威胁是一种社会心理威胁，人们感受到成见的存在，会损害他们在相关领域的表现。斯坦福大学的研究人员克劳德·斯蒂尔（Claude Steele）发现，在一项测验前要求某个种族的学生登记种族背景，往往会对这个学生的成绩产生负面影响。相似地，哈佛大学的研究人员纳利尼·安巴迪（Nalini Ambady）发现，就连还在上幼儿园的小女孩，如果在数学测验前暗示她是女孩，那么她在简单的数学测验中也会表现得比平常差劲。而在同一项研究中，对于亚裔的美国女孩，如果在测验前提起她们的种族背景，她们会表现得比平常更好；而如果提到她们的性别，结果则截然相反。

近年来，这些早前的实验，由于结果无法重复而引起异议。无法重复的原因有许多，部分原因是由于以前的实验方法和现在的不同（具体解释请见文字框）。

争议

为什么某些社会科学研究会失败？

从前有一些关于潜意识影响社会行为的实验，但近来一些研究人员报道，他们没有复现出这些实验的结果。比如，早前一项研究表示，人们在听到关于"老年"的词汇（"佛罗里达州"、"宾果游戏"等）时，会不自觉表现出行动缓慢，但这个实验结果在最新的一项研究中却没有得到证实。然而，这些研究人员在报告中没有提到的是，还有许多过去发表的研究成果现在得到了证实，并且，研究人员还根据这些已有结果拓展出了新的研究方向。

比如，现在的研究再次证实，一个无意识的手势或者一个不经意的词汇，如果事前就被社会心理学家与某种意义建立起紧密联系，那么就会改变人的行为。研究人员还证明，无论是潜意识动机还是有意识的自我控制行为，都使用相同的心理过程（工作记忆和执行功能）。在受到潜意识影响时，人们经常会搞错他们行为的真实动因。

而那些没有重复出实验结果的研究，通常没有使用从前的研究手段，而是为了更准确地指出潜意识对人们行为的影响，使用了新的研究方法。过去的研究通常采用词语或语音材料作为实验刺激来触发行为，现在的研究则选用了更为自然和贴近现实的刺激来触发行为，例如用获胜的运动员的照片来代替"胜利"这个词，因为这与我们日常生活中引起潜意识的刺激因子更为接近，从而增加了实验的准确性。

同时，现代大脑成像技术能够显示我们的行为和判断受到潜意识影响时，大脑中有哪些区域被激活，为社会心理学的研究成果提供了生理层面的解释。对大脑的扫描发现，人们在感知"粗糙"或"光滑"物体表面时激活的大脑区域，与人际交往中体验到的"交流顺畅"或"交流困难"所激活的脑区一致。同样，我们生理上感受到的温暖与人际交往中体验到的友善和慷慨带来的社会温暖一样，都由中脑的同一区域负责。

其实，问题不在于潜意识对我们的影响是否真实、可重复，而在于为什么一些研究者能重复出这些研究结果，另一些研究者则不能。回答这个问题可以帮助我们更好地理解潜意识到底是如何起作用的，需要哪些必要的环境和条件。要搞清楚这些，还需要更多的研究。但毋庸置疑的是，潜意识对人们的判断、情感、行为乃至动机都有影响，这对整个社会和我们每一个个体都具有实际意义。

事实上，潜意识对我们的影响并不总能成功。很多人都在电影院经历过潜意识广告（subliminal advertising）——在电影幕布上不经意地闪现"爆米花"这个词，曾经一度被认为可以让电影院的小卖部生意火爆。20世纪中叶，万斯·帕卡德（Vance Packard）在畅销书《隐形的说服者》（The Hidden Persuaders）中，描述了广告界是怎样利用这种心理理论来设计迂回广告吸引顾客的，并且表达了深深的担忧。虽然这些关于潜意识广告的影响力的报道，后来被证实大多是伪造的，但许多人仍然想知道潜意识信息影响消费者行为的可能性。事实上，研究人员后来在这个问题上逐渐达成了一致——当人们已经准备去做某件事时，比如口渴时想要买瓶饮料，如果恰好出现一个潜意识广告宣传某种饮料，这时的潜意识信息就会有效。

一般的商业广告没有受到隐藏信息的干扰，而是正大光明地发挥它们的影响力。在最近一项关于一般商业广告的研究中，研究人员给受试者提供了零食，然后受试者开始看电视节目，先是五分钟的热门喜剧的片断，然后是商业广告的时间。研究人员发现，出现任何关于食物的广告都大大增加了受试者对零食的消耗。这些食物广告使受试者做好了吃东西的准备，而且并不包含任何隐藏信息。我们经常犯的一个错误是，自以为清楚了广告的意图，就可以不受它的影响。

心理暗示

还有一些关于潜意识和行为的研究，则将重点放在探索我们的生理体验如何影响心理状态上。20世纪80年代，德国维尔茨堡大学的弗里茨·施特拉克（Fritz Strack）和同事就通过实验发现，受试者在不经意间展现的面部表情——比如微笑或皱眉，会影响他们对眼前事物的喜好。在这个实验中，受试者用牙齿咬住铅笔，由于这会调动微笑相关的肌肉，使受试者倾向于认为他们喜好眼前的东西；而当他们用嘴唇夹住铅笔，会牵拉皱眉相关的肌肉，使受试者偏向于认为他们不喜欢这个东西。显然，面部肌肉的状态会让受试者产生相应的心理状态。

这个特殊的研究领域名为具身认知（embodied cognition）。所谓具身认知是指，身体的体验、感觉等决定了我们的心理状态和看待世界的方式，即我们的认知是由身体及活动方式塑造出来的。换言之，人在开心的时候会微笑，而如果保持微笑，人也会渐渐变得开心。通常，当人们回忆起过去自己伤害别人的行为时，会更愿意去做一些善事，以友好的态度与人相处，以此来"洗涤"自己的恶行，作为对干坏事的心理补偿。在一个著名实验中，研究人员首先让受试者回忆自己曾有过的、不太光彩的行为，然后去洗手——表面上，洗手是为了防止传播流感病毒。但洗手这个行为，看上去颇像"洗去"内疚感。随后，洗过手的受试者就不大会表现出友好的态度或者帮助他人的倾向，而没有洗过手的受试者则与此相反。这个现象就是典型的"麦克白效应"（Macbeth effect）——在莎士比亚名剧《麦克白》里，麦克白夫人在害人之后就是这样不停地洗手，以洗去她心里的罪恶感。

相似地，另一项研究发现，预防疾病带来的心理暗示居然影响到人们的政治倾向。在这项研究中，政治保守派的受试者在接种完H1N1流感疫苗后，对移民者的态度突然变得友好起来，而没有打这一针的受试者则不然。好像预防了流感病毒的入侵，就象征着所有的新鲜事物包括新移民都是好的，再也不用担心他们的到来会侵略和破坏本土的文化。

我们也经常用比喻或形容词来描述身边的人，比如每个人都知道"亲近的关系"、"冷酷的父亲"代表了什么意思。最近，一个理论认为，我们之所以经常使用这些比喻和形容词，是因为这些词汇能将抽象的概念和现实世界紧紧联系在一起。在实验中，捧着一杯热咖啡的人，比捧着一杯冰咖啡的人更容易让人觉得温暖、友善、大方。在研究生理感受如何以形象的方式，在无意识中影响人的判断和行为时，科学家发现，在谈判时如果谈判者坐在硬的椅子上，会比坐在软的椅子上表现得更强硬，更不容易妥协。再比如，当一个人拿着粗糙的东西时，就会觉得他遇见的人很难对付，是个"刺头"。

在潜意识里，我们几乎会对遇见的所有事物进行或好或坏的简单评价。这种潜意识的自动反应，甚至会影响到我们最基本的动作——亲近或躲避一个物体。最近，荷兰阿姆斯特丹大学的临床心理学家雷努特·维尔斯（Reinout Wiers），根据这个理论制定了一种针对酗酒和药瘾的治疗方案。在治疗过程中，患者需要对各种表现酗酒的图片，做出推开控制杆的动作，这只是一个机械性的重复过程，并不要求患者去仔细分析图片的含义。结果，和对照组相比，这组患者一年后酒瘾复发的概率明显降低，并且对酒精不自觉地表现得更为反感。显然，通过在肌肉运动和对某件东西的排斥之间建立联系，能够培养患者对某件东西的负面情绪和躲避它的本能反应，从而帮助患者拒绝诱惑。

看不见的手

最新的关于潜意识的动机和目的的研究，其实都围绕着一个问题——人到底想要什么，这也是弗洛伊德毕生的研究方向。当然，现在对"是什么驱动了我们的行为"的认识，已经和弗洛伊德时代有很大不同了，因为现在的理论来自对大量正常人的研究，而不是对不正常人的个案分析。并且，在弗洛伊德的理论里，潜意识自己发挥作用，和意识完全分开，互不干扰，而现在的理论则没有这么极端。

事实上，现代心理学在研究欲望时发现，不管有没有清晰认识到自己的目标，我们为达成目标所采取的行动和方法都是相似的。英国伦敦大学学院维康基金会神经成像中心的研究人员马赛厄斯·佩西利翁（Mathias Pessiglione）和克莉丝·弗里思（Chris Frith）用实验证明了，潜意识具有驱使我们达成目标的能力。在这个实验里，电脑屏幕会提示受试者每次将获得的奖励金额，提示信息会通过显意识或潜意识的信号发出，而受试者需要在接到提示后尽快推动杠杆。实验结果显示，不管受试者是不是有意识地注意到提示，奖励的金额越高时，他们推动杠杆的速度越快。同时，大脑成像的结果表明，无论是在显意识还是潜意识的实验中，受试者大脑中被激活的都是同一个对奖励敏感的区域。这个研究以及其他相关研究说明，我们并不一定要对某件事情深思熟虑，潜意识接收到的激励信息足够帮助我们去达成目标——就好像有人感叹他们的直觉能够比深思熟虑做出更好的决定一样。

潜意识不仅会促使我们做出决定，还会帮助我们积聚力量去实现它。心理学家很早就意识到，在社会科学实验中，如果赋予受试者权力，他们通常会变得自私又贪婪，把自身的兴趣摆在第一位。而刺激他们行使权力的因素存在于很多细节中，我们还不清楚这些刺激因子的物理本质。在一项研究中，受试者被随机安排坐在教授办公桌后的椅子上或者办公桌对面的学生座椅上，结果，坐在教授办公椅上的受试者表现出不在乎别人怎么看自己的样子，并且更加肆无忌惮地表达自己的种族歧视和反社会情绪。

幸运的是，很多人的目标不是为自己谋取利益，而是使别人获得幸福，正如父母永远把子女的利益排在第一位。如果说当人们拥有权利时，潜意识会更加促使他们去追逐自己的目标，那么这些"大公无私"的人们就应该会更多地帮助别人，而不是活在自己的世界里。事实上，研究显示，这些人获得权力后，表现出了绝对的利他主义，大包大揽，留下很少的事情让别人去完成，而他们根本都没有意识到自己的动机。并且，这些人也更在乎他人的想法，很少表现出种族歧视。

为了说明为什么我们未实现的愿望会在梦境里出现，弗洛伊德写下了鸿篇巨制。现代心理学则对潜藏在思想和情感之下的潜意识，给出了一个更为综合的观点。这意味着，俄狄浦斯情结之类的观点早已过时，现实的情况是，无论清醒着还是在睡梦里，潜意识无时无刻不在我们的生活中，影响着我们与老板、父母、配偶、子女的关系。

扩展阅读

Automaticity in Social-Cognitive Processes. John A. Bargh et al. in *Trends in Cognitive Sciences*, Vol. 16, No. 12, pages 593–605; December 2012.
The Selfish Goal: Autonomously Operating Motivational Structures as the Proximate Cause of Human Judgment and Behavior. Julie Y. Huang and John A. Bargh in *Behavioral and Brain Sciences* (in press).

挖出老年痴呆的种子

由毒性蛋白质引发的级联反应也许可以解释阿尔茨海默病、帕金森病和其他健康杀手的病理机制，这可能暗示了一种新的神经疾病疗法。

撰文 / 拉里·沃克 (Lary C. Walker)

马蒂亚斯·尤克尔 (Mathias Jucker)

翻译 / 李艳芳　张弦　张云武　许华曦

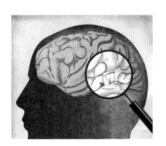

┤精彩速览├

疳牛病及相关传染病是由于一类发生结构变异的蛋白质——朊病毒，诱导与它同类的正常蛋白质也发生结构变异所导致。这一发现获得了1997年的诺贝尔生理学或医学奖。

虽然一些主要的神经退行性疾病——如阿尔茨海默病、帕金森病和肌萎缩性脊髓侧索硬化症等——不能在人群中进行传播，但类似朊病毒的机制也出现在这些疾病中。

深入理解变异蛋白质如何发生结构改变，以及它们如何诱导其他蛋白发生类似变异，有助于开发预防和治疗神经退行性疾病的新方法。

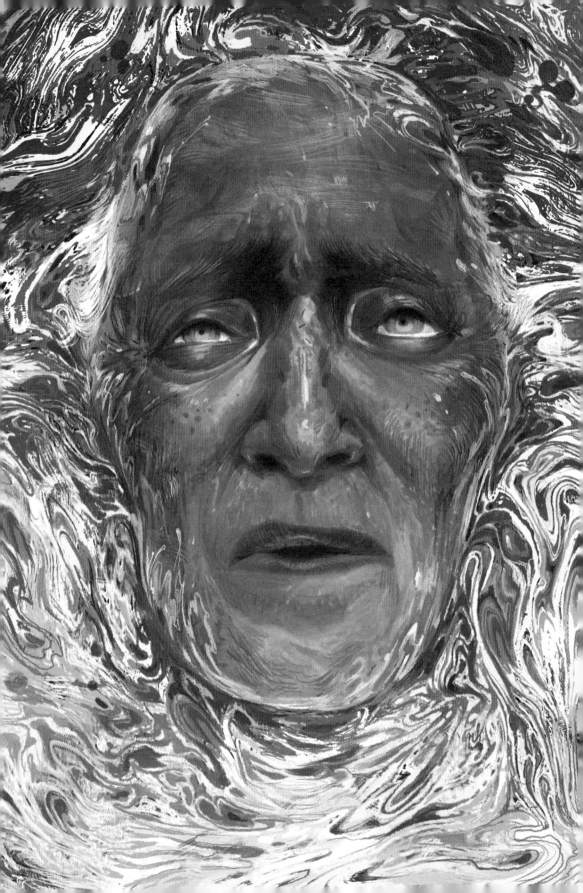

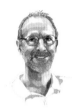

拉里·沃克是美国耶基斯国家灵长类研究中心的研究教授和埃默里大学的神经病学副教授。

马蒂亚斯·尤克尔是德国蒂宾根大学赫尔特临床脑科学研究所及德国神经退行性疾病中心的研究员。过去20多年中，他和沃克在大脑衰老和阿尔茨海默病研究方面开展了大量合作。

在显微镜下，对死于阿尔茨海默病的患者脑组织样本进行观察时，病理学家发现，在损伤的神经细胞中有一些奇怪的蛋白质团块，这些团块是由一些明显不属于这里的蛋白质构成的。这些蛋白质团块从何而来？为何数量如此之多？更重要的是，它们与阿尔茨海默病这个令人畏惧的致命疾病究竟有何关联？经过大量研究，科学家找到了一个令人吃惊的答案：在阿尔茨海默病和其他一些神经退行性疾病患者大脑中发现的这种蛋白质团块，与疯牛病中破坏大脑的朊病毒在作用方式上竟然极其相似。

朊病毒是神经细胞中构象发生了某种持久改变的特定蛋白质，它们错误地折叠，继而引发级联反应，感染其他蛋白，使之发生同样的构象变化并聚集成块，最终侵蚀整个脑区。过去10年里，科学家通过研究发现，朊病毒的这种侵蚀方式可能并不局限于疯牛病，更可在阿尔茨海默病、帕金森病、肌萎缩性脊髓侧索硬化症（amyotrophic lateral sclerosis，简称ALS）等主要神经退行性疾病中发生，足球运动员、拳击手中常见的由脑震荡引起的痴呆症中，也有类似的病理过程。

但不同于疯牛病或流感，所有证据都表明，阿尔茨海默病和帕金森病并无传染性。上述这些发现的重大意义在于，科学家找到了许多大脑疾病的主要元凶，为寻求最终治疗方案指明了道路。以这些病理过程为作用目标研发的阿尔茨海默病药物，在未来可能直接用于帕金森病、脑外伤或其他可能夺去个人基本自我意识的可怕疾病，或至少可以大大促进这些病症的药物研发。这对于正在饱受神经退行性疾病折磨的患者而言，无疑是个难得的福音。

这个新观点的建立，得益于人们对朊病毒的研究。该研究起源于18世纪早期广泛在欧洲和澳大利亚传播的羊瘙痒症（scrapie）。这是一种奇怪的致死疾病，患病动物因奇痒难熬，会不由自主地反复摩擦自己的毛发。随着对该病的研究日渐深入，科学家在显微镜下观察发现，患病动物的神经系统布满了孔洞。20世纪30年代，法国和英国研究者发现，羊瘙痒症可在羊之间传染，但传染因子的传染途径却相当古怪，难以捉摸。相对于通常的致病因子，如细菌或病毒，羊瘙痒症的传染因子在接触传染源到疾病暴发之间的潜伏期更长，并且机体中负责驱逐外来致病因子的免疫反应也丝毫不起作用。

这些古怪特征暗示，平常的致病因子并不是羊瘙痒症的元凶，但在此后的20多年间，对羊瘙痒症的研究并未取得任何实质性进展。直到20世纪50年代，威廉·哈德洛（William Hadlow）在英国农业研究委员会上提出，从病理学的角度看，羊瘙痒症与一种神秘的人类疾病——库鲁病（Kuru disease），有着非常明显的相似之处。库鲁病是一种进行性的神经退行性疾病，主要出现在巴布亚新几内亚的法尔（Fore）族人身上。该病会导致患者机体协调性降低、神经异常和痴呆，最后死亡。现在已经发现，这一疾病之所以会在法尔族人中传染，是由于该土著部落有食用已故亲人脏器的习俗，患者可能因食用了死于这种疾病的部落成员的尸体而患病。这意味着，某些传染性病原体可以从身体的其他部位到达大脑，进而引发疾病。

20世纪60年代，美国国家卫生研究院的神经科学家卡尔顿·盖杜谢克（Carleton Gajdusek）和同事证实，通过直接注射患者大脑物质的方式，可以让非人灵长类动物染上库鲁病。盖杜谢克的团队还发现了库鲁病和另一种神经退行性疾病——克雅氏病（Creutzfeldt-Jakob disease）在病理学上的相似之处。克雅氏病是一种快速进展性痴呆症，在世界范围内发病率约为百万分之一。盖杜谢克进一步证实，虽然克雅氏病通常发生在人身上，但也可以用与库鲁病同样的方式传播给非人灵长类动物。

直到20世纪80年代，美国加利福尼亚大学旧金山分校的生物学家斯坦利·普鲁辛纳（Stanley B. Prusiner）才终于鉴定出羊瘙痒症等疾病的致病因子。这类疾病能使大脑呈现如瑞士奶酪一样的空泡状，因此通常被称为海绵样脑病。基于一系列几近完美的实验，普鲁辛纳和同事得出了极具说服力的证据，证明致病因子仅由一种错误折叠的蛋白PrP构成，而这种蛋白在正确折叠时无致病性。普鲁辛纳将这种蛋白称为"prion"（即朊病毒），意思是"蛋白质传染颗粒"，以此与病毒、细菌、真菌和其他已知病原体相区别。（如今，朊病毒的范畴已经扩充，还包含那些虽能使其他蛋白发生与自身相同的构象改变，但不一定具备传染性的蛋白质。）普鲁辛纳提出蛋白质自身可传染疾病的新观点后，立刻引发了一场激烈的争论。但在1997年，普鲁辛纳由于在朊病毒研究上做出的卓越贡献，获得了诺贝尔生理学或医学奖。

关于阿尔茨海默病和其他神经退行性疾病的最新研究成果表明，尽管这类疾病不具有典型朊病毒病的传染性，但可能具有相似的致病途径，即致病蛋白质在大脑中"播种"。与引起羊瘙痒症等疾病的朊病毒一样，这些蛋白质"种子"可由细胞释放、积聚和转运，这也解释了为什么疾病可从身体的一个区域扩散到另一个区域。同时，这种传播途径上的共性暗示，朊病毒机制可统一大家对各种神经退行性疾病发病、肆虐途径的看法。

错误折叠的蛋白质

阿尔茨海默病可能与蛋白质的错误折叠有关，这个观点的提出最早可追溯到20世纪60年代。当时，探索朊病毒的科学家开始注意到，其他神经退行性疾病患者，尤其是阿尔茨海默病患者中，大脑发生了相似的病变。阿尔茨海默病是造成老年痴呆的最常见原因，常见于高龄人群，发病隐匿，在多年的疾病过程中无情地剥夺患者的记忆、人格，直至生命。在65岁之后，阿尔茨海默病的患病率每五年就会翻一番，到了85岁，每三人就有一人患病。

研究人员也早已发现，蛋白质的病理性沉积参与了阿尔茨海默病的疾病进程。这一疾病以精神病学医生阿洛伊斯·阿尔茨海默（Alois Alzheimer）的名字命名。他在1906年将痴呆症与大脑中的两种特殊病变联系起来：一是细胞外老年斑（senile plaque，现在我们已经知道，这是由错误折叠的β-淀粉样蛋白沉积而成），二是细胞内的神经纤维缠结（由过度磷酸化的τ蛋白聚集而成）。在电子显微镜的高倍放大下，可以看到由β-淀粉样蛋白或者τ蛋白聚集形成的长纤维。此外，这些蛋白质的较小聚合物也会严重干扰神经元的正常生理功能。

20世纪60年代末，盖杜谢克的团队开始着手检验阿尔茨海默病是否像羊瘙痒症、库鲁病和克雅氏病一样具有传染性。研究者从阿尔茨海默病患者中提取脑组织，经过处理后注入灵长类动物大脑。此后，英国哈罗临床研究中心的罗莎琳德·雷德利（Rosalind Ridley）和哈里·贝克（Harry Baker）领导的研究团队，也独立进行了类似实验。盖杜谢克的实验结果并不确定，而且两个研究团队也都没能在动物身上完全诱发阿尔茨海默病。不过，英国的研究人员还是有一些小的进展，即在至少五年的疾病潜伏期之后，相较于对照组，注入阿尔茨海默病患者病变脑组织的绒猴，大脑中β-淀粉样蛋白斑块明显增多。

当时，我们的研究团队也准备研究错误折叠的β-淀粉样蛋白是否可以作为"种子"引发级联反应，诱导蛋白的错误折叠和聚集，最终形成遍布阿尔茨海默病患者大脑的蛋白质斑块。但由于发现在猴子中需要五年左右才能诱导斑块形成，我们的计划也停滞了。

20世纪90年代中期，由于阿尔茨海默病转基因小鼠模型的出现，我们适时地改变了实验策略。研究人员将一种灵长类动物基因重组到小鼠体内，这种基因能够使人体产生淀粉样前体蛋白（amyloid precursor protein, APP），它们是β-淀粉样蛋白片段的前体。这样，这种转基因小鼠就可以产生APP和β-淀粉样蛋白。在一批优秀同事和学生的共同努力下，我们设计了一系列实验，试图在小鼠身上证实β-淀粉样蛋白的"种子传播机制"。虽然阿尔茨海默病似乎是人类独有的，转基因动物的表型与阿尔茨海默病患者的病征并不完全相同，但这还是给我们的研究提供了无法比拟的优势：转基因小鼠体型小，易管理，生命期短，并且每只转基因小鼠在脑内自发产生β-淀粉样蛋白斑块时的年龄较固定。

虽然脑内的淀粉样蛋白斑块和神经纤维缠结都可以引起神经退行性病变，从而导致阿尔茨海默病，但我们选择β-淀粉样蛋白而非τ蛋白作为研究重点，是因为现有的大多数研究都显示，错误折叠的β-淀粉样蛋白是推进阿尔茨海默病发病进程的主要因素。实际上，许多阿尔茨海默病的危险因素都与细胞中β-淀粉样蛋白的产生、折叠、聚集和清除过程相关。而导致阿尔茨海默病在早期发病的一些基因突变，都与β-淀粉

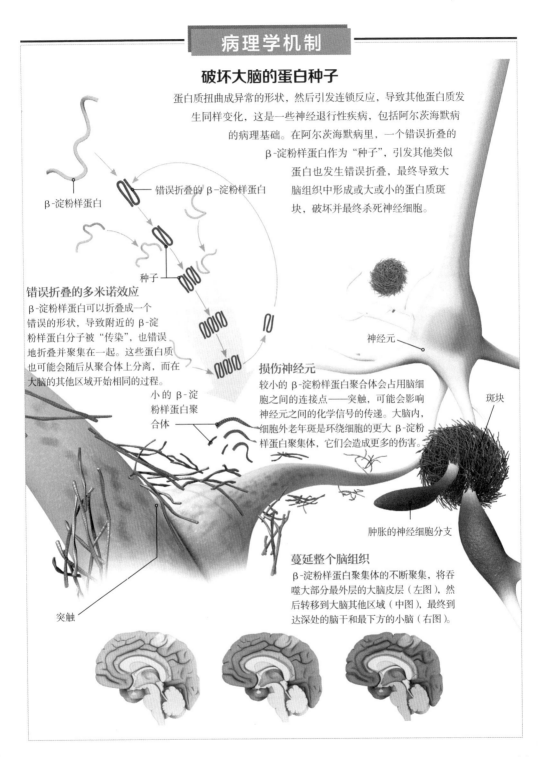

病理学机制

破坏大脑的蛋白种子

蛋白质扭曲成异常的形状，然后引发连锁反应，导致其他蛋白质发生同样变化，这是一些神经退行性疾病，包括阿尔茨海默病的病理基础。在阿尔茨海默病里，一个错误折叠的β-淀粉样蛋白作为"种子"，引发其他类似蛋白也发生错误折叠，最终导致大脑组织中形成或大或小的蛋白质斑块，破坏并最终杀死神经细胞。

β-淀粉样蛋白

错误折叠的β-淀粉样蛋白

种子

错误折叠的多米诺效应

β-淀粉样蛋白可以折叠成一个错误的形状，导致附近的β-淀粉样蛋白分子被"传染"，也错误地折叠并聚集在一起。这些蛋白质也可能会随后从聚合体上分离，而在大脑的其他区域开始相同的过程。

小的β-淀粉样蛋白聚合体

神经元

损伤神经元

较小的β-淀粉样蛋白聚合体会占用脑细胞之间的连接点——突触，可能会影响神经元之间的化学信号的传递。大脑内，细胞外老年斑是环绕细胞的更大β-淀粉样蛋白聚集体，它们会造成更多的伤害。

斑块

肿胀的神经细胞分支

突触

蔓延整个脑组织

β-淀粉样蛋白聚集体的不断聚集，将吞噬大部分最外层的大脑皮层（左图），然后转移到大脑其他区域（中图），最终到达深处的脑干和最下方的小脑（右图）。

样蛋白的前体蛋白APP或是APP剪切酶相关。并且，研究人员也已知道，在疾病症状出现的10年或更早之前，大脑就开始显现出一些阿尔茨海默病的迹象，例如在疾病发生的极早期就会产生非正常的蛋白聚集。知道了错误折叠的β-淀粉样蛋白的堆积对阿尔茨海默病的发生至关重要之后，我们接下来就要探明，究竟是什么因素，首先在大脑里引起了蛋白质的非正常聚集。

在最开始的实验中，我们希望弄清楚，阿尔茨海默病死亡患者的大脑提取物，能否在前述转基因小鼠的大脑中引起β-淀粉样蛋白聚集。换言之，我们能否诱导并扩大β-淀粉样蛋白的聚集，就像朊病毒在海绵样脑病中触发PrP聚集那样的过程？利用朊病毒研究的类似方法，我们先从死于阿尔茨海默病，以及死于其他原因的对照组病人的大脑中，提取了少量组织样品，利用离心机去除大一些的组织碎片，然后把极少量的提取物注入年幼的转基因小鼠的大脑中。结果证实了我们的想法。在3～5个月之后，也就是在通常情况下转基因小鼠开始正常产生β-淀粉样蛋白斑块之前，注射了患者大脑提取物的小鼠的大脑中，就开始出现大量的β-淀粉样蛋白聚集物。而且，β-淀粉样蛋白斑块的产生数量，与大脑提取物中β-淀粉样蛋白的数量以及注射后的时间呈正比——这是我们希望看到的结果。最重要的是，如果大脑提取物来自对照组，由于其中不含β-淀粉样蛋白，无法使转基因小鼠的大脑产生β-淀粉样蛋白斑块。

确定病症种子

尽管这些实验数据表明，阿尔茨海默病患者的大脑提取物可以使β-淀粉样蛋白在小鼠大脑中沉积，然而并没有确凿证据显示，大脑提取物中的β-淀粉样蛋白是导致小鼠大脑中β-淀粉样蛋白斑块生成的罪魁祸首。这种不确定性使我们进一步提出了以下几个问题。首先，在小鼠模型中观察到的β-淀粉样蛋白沉积，是否只是我们此前注射进去的大脑提取物？答案是否定的，因为注射一个星期后，没有任何证据表明β-淀粉样蛋白在大脑中发生聚集；而在一个月或更长时间后，斑块才变得明显起来。

其次，我们考虑，在患者的大脑提取物中，可能是β-淀粉样蛋白之外的其他物质刺激了斑块的形成，比如某种人类病毒。但紧接着，我们便通过实验排除了这一可能性。实验证明，只要含有足够多的β-淀粉样蛋白聚集体，和病人脑提取物一样，无病原体感染的老年APP转基因小鼠的脑提取物也可以有效地诱导β-淀粉样蛋白斑块的形成。此外，因为非阿尔茨海默病患者的大脑提取物并不能引起β-淀粉样蛋白聚集，我们也可以排除斑块的形成是在注射大脑提取物的过程中发生的，也就是说，斑块的形成并不是大脑对损伤的一种反应。

尽管现有证据已经明显表明，β-淀粉样蛋白就是斑块形成的元凶，我们仍然希望找出更为直接的证据。我们的第三个步骤就是使用β-淀粉样蛋白的抗体，特异性地清除了大脑提取物中的β-淀粉样蛋白，而经过这一简单步骤的处理，阿尔茨海默病患者的大脑提取物就无法诱导斑块的形成了。最后，当我们利用强酸，破坏大脑提取物中β-淀粉样蛋白的结构后，大脑提取物也无法诱导斑块形成了。我们因此可以断定，β-淀粉样蛋白的结构形态，直接决定了它们能否诱导其他β-淀粉样蛋白分子发生错误折叠和聚集。

现在，我们有理由确定，在大脑的组织样本中，错误折叠的β-淀粉样蛋白是诱导斑块形成的活性种子，但其中起关键作用的部分还不是很清楚。如果聚集后的β-淀粉样蛋白是种子的话，那么即使没有大脑提取物中的其他分子，我们利用人工合成的β-淀粉样蛋白，让它们在试管中聚集后，也能使大脑产生β-淀粉样蛋白斑块。我们知道，利用合成蛋白作为种子进行实验是一个巨大的挑战，因为在研究朊病毒时科学家就发现，合成物质和大脑的直接提取物虽然只有微妙的差异，但这种差异对它们的效用却至关重要。

带着上述想法，我们将各种形式的聚集在一起的人工合成β-淀粉样蛋白，直接注射到转基因小鼠的大脑中。在等待了三至五个月（通常的潜伏期）之后，结果令人失望，小鼠大脑中并没有明显的斑块形成的迹象。但是最近，普鲁辛纳与加利福尼亚大学旧金山分校的简·斯图（Jan Stöhr）、库尔特·贾尔斯（Kurt Giles）以及他们的合作者，将合成的β-淀粉样蛋白注射到转基因小鼠大脑，并把观察时间延长到六个月之后，他们在小鼠的大脑中成功观察到了β-淀粉样蛋白聚集的现象。虽然人工合成的β-淀粉样蛋白效果要比天然的差一些，但这个结果提供了强有力的证据，表明在没有其他因素的情况下，合成的β-淀粉样蛋白自身即可在大脑中诱导形成蛋白斑块。

在最近的研究中，我们开始进一步探究，β-淀粉样蛋白的哪些特性会使得大脑中的蛋白发生聚集。由于大多数β-淀粉样蛋白都存在于大脑提取物的不可溶长纤维中，我们推测，这些纤维就是最有效的种子。但结果令我们吃惊。通过对富含β-淀粉样蛋白的大脑提取物进行分离，我们得到了两种组分，一种是含有大量β-淀粉样蛋白的不可溶纤维沉淀，一种是沉淀上方含少量可溶性β-淀粉样蛋白的上清液。我们将不可溶的纤维沉淀打碎，注射到转基因小鼠的大脑中，结果发现纤维沉淀和大脑提取物一样，都能导致β-淀粉样蛋白聚集。然而出乎意料的是，尽管上清液中β-淀粉样蛋白的含量不到沉淀部分的千分之一，它也能有效导致β-淀粉样蛋白的聚集和斑块的形成。此外，我们还发现，上清液中可溶的β-淀粉样蛋白非常容易被蛋白酶K降解，而纤维沉淀中不可溶的却不会被降解。

"可溶的种子"，既是个坏消息，也是个好消息。说它是坏消息，是因为比起不可溶的纤维，这类β-淀粉样蛋白容易进入大脑，会是格外有效的种子；但说它是好消息，是因为它们对蛋白酶K敏感，很容易被针对性的治疗手段清除。另外，因为它们可溶，因而容易在体液中检测出来，从而可以作为阿尔茨海默病早期诊断的一个标志。但由于"播种"过程发生在疾病的极早期阶段，要找到行之有效的检测手段，并消除这些有害种子以防止大脑损伤和痴呆的产生，还有很长的路要走。

阿尔茨海默病之外

自然界总是会尽可能地物尽其用，同样的机制也会尽可能地应用于多种途径，这类"种子"式的扩散机制也不例外。科学家发现，该机制除了在疾病的发生中至关重要，还具有一些有益的作用。例如，美国国家卫生研究院的里德·维克纳（Reed Wickner）在1990年提出，一些真菌蛋白可能通过这种机制来维持生存，而现在，这一观点已经被很多实验室证明。另外，麻省理工学院的苏珊·林奎斯特（Susan Lindquist）和哥伦比亚大学的埃里克·坎德尔（Eric R. Kandel）还提出了一个有趣的假说：某些蛋白可通过类似朊病毒的传播途径，稳定大脑神经回路，促进长期记忆的形成。

然而到目前为止，蛋白种子的聚集大多数情况下都指向疾病发生，包括在帕金森

病中起作用的 α-突触核蛋白（α-synuclein）、在脊髓侧索硬化症中起作用的超氧化物歧化酶-1（superoxide dismutase-1）、在脊髓侧索硬化症和额颞叶痴呆中起作用的TDP-43蛋白、在亨廷顿舞蹈症中起作用的亨廷顿蛋白（huntingtin）以及在多种神经退行性疾病中起作用的 τ 蛋白。此外，科学家还发现，在很多其他神经退行性疾病中也存在蛋白的传染扩散现象。因此，明确蛋白种子机制是否是造成这种现象的原因，对这些疾病的研究至关重要。

在新的研究中，科学家发现，许多具有基因调控功能的蛋白质都含有与朊病毒相似的结构域，这个结构域由一系列氨基酸组成，使该蛋白能够诱导同类蛋白形成相同的蛋白结构。这些蛋白质往往有聚集的倾向，而且某些突变还可以增强这种倾向。由美国孟菲斯圣犹大儿童研究医院的保罗·泰勒（Paul Taylor）和宾夕法尼亚大学的詹姆斯·肖特（James Shorter）共同领导的研究团队报道称，在核酸结合蛋白hnRNPA2B1和hnRNPA1中，类似朊病毒的结构域发生突变，可引起多系统蛋白病（multisystem proteinopathy）。这是一类可影响神经系统、肌肉和骨骼的复杂疾病。此外，实验证明，"种子机制"也存在于神经系统疾病之外的其他病变中，如某些淀粉样变性。随着研究的深入，研究人员可能还会发现有更多疾病与"种子机制"有关。

我们已经逐渐认识了这种蛋白传染机制，如果要针对这种机制来设计疾病治疗方案，首先我们必须知道，错误折叠的蛋白质是如何损伤细胞和组织的。尽管阻断有害蛋白的聚集有一定难度，但这些信息至少可以帮助我们控制有害蛋白对细胞和组织的损伤。研究表明，蛋白聚集可从多方面损害细胞的功能——从与细胞组分间的有害相互作用，到阻止功能正常的蛋白抵达它们发挥功能的位点，不一而足。同时，我们必须更好地理解这些有害蛋白是怎样形成和降解的，并且需要了解它们在什么情况下会发生错误折叠并形成传染性种子。对疾病发生的深入研究，还需要阐明细胞内的这种传染性种子是如何被运载、传送并释放的。最后一个需要探索的重要问题是，为什么随着人的年龄增高，患神经退行性疾病的风险会升高。这些问题的答案将会为抑制有害蛋白的传播指明方向。

大量确凿的证据已经逐步证明之前所提到的观点，即简单的结构改变就可将一个蛋白从"朋友"变成"敌人"。普鲁辛纳在诺贝尔奖颁奖典礼上讲述朊病毒的发现时曾预言，朊病毒将自身的毒性特征强加并传递给其他正常蛋白，从而引发疯牛病和相关疾病的机制，也可能在其他退行性疾病中发现。过去10年，研究人员用实验证实了普鲁辛纳的预言。类似朊病毒的蛋白种子的聚集，也许的确可以解释某些可怕的老年疾病的成因，也为人们提供了一个引人注目的"路标"。也许有一天，我们可以通过抑制种子蛋白的聚集，阻断神经退行性疾病的无情蔓延。

扩展阅读

Pathogenic Protein Seeding in Alzheimer's Disease and Other Neurodegenerative Disorders. Mathias Jucker and Lary C. Walker in *Annals of Neurology*, Vol. 70, No. 4, pages 532–540; October 2011.
Prion-Like Spread of Protein Aggregates in Neurodegeneration. Magdalini Polymenidou and Don W. Cleveland in *The Journal of Experimental Medicine*, Vol. 209, No. 5, pages 889–893; May 7, 2012.

植入电极：
从源头治疗
抑郁症

深部脑刺激是向患者的某个特定脑区施加微弱的电脉冲。在治疗时，医生会将电极永久性地植入患者大脑之中。这一新的治疗手段，或许能为那些遭受无休止绝望折磨的人带来希望。

撰文 / 安德烈斯·洛扎诺（Andres M. Lozano）

海伦·迈贝格（Helen S. Mayberg）

翻译 / 徐新杰

审校 / 韩济生

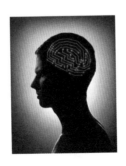

┤ 精彩速览 ├

在美国，大约有17%的人正遭受重度抑郁症的折磨。

但令人担忧的是，现有的治疗方法并不理想：药物治疗和电休克疗法，对10%~20%的患者基本无效。

向大脑深部植入电极的方法（即深部脑刺激），已被广泛用于帕金森病的治疗。现在，科学家正在研究，是否可以用该方法治疗重度抑郁症患者。

目前，科学家已经发现了与抑郁症相关的神经回路。借助这些发现，研究人员可以准确地把电极植入患者大脑的某一位置，从根源上治疗抑郁症。

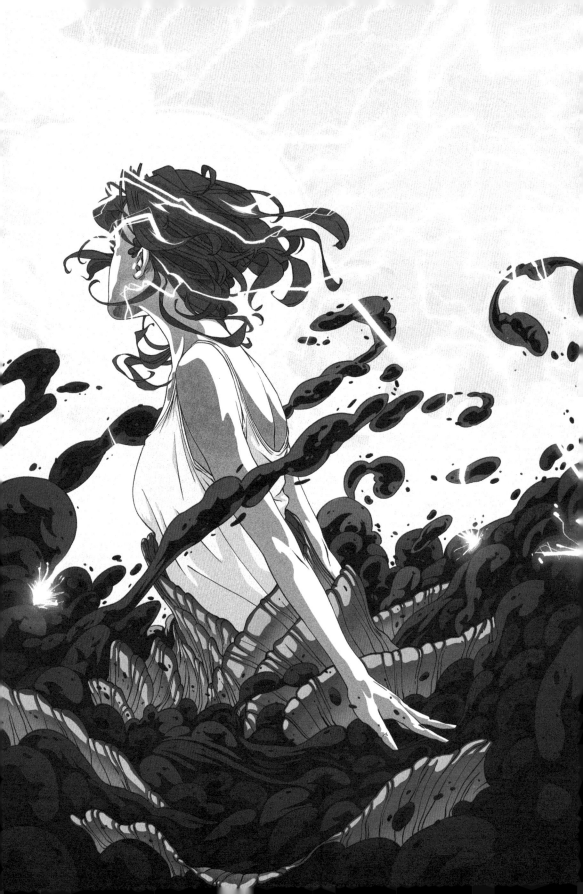

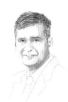

安德烈斯·洛扎诺是加拿大多伦多大学的神经外科教授，主要从事运动障碍的治疗，也很善于记录大脑活动。

海伦·迈贝格是美国埃默里大学精神病学、神经学和放射学教授，研究重点为寻找与抑郁症相关的神经回路。

"我突然感到心平气和。"一位患有重度抑郁的中年妇女，在手术室里说出了这些优美的词汇。而这仅仅发生在对这位患者的大脑深层区域施加电刺激几秒钟之后。2003年在加拿大多伦多西部医院进行的这项手术，因为只需要进行局部麻醉，所以这位女士能够保持清醒并与我们对话。

之后，随着电流强度的增加，我们问她是否注意到有什么不同。令我们吃惊的是，她描述道整个房间开始"从黑白变成了彩色"——就像是点亮了一盏灯，她的情绪立即高涨了起来。

在这一测试之后，研究人员又开展了许多研究，发展出了一种可能用于抑郁症治疗的新方法：深部脑刺激（deep brain stimulation），该技术已经用于治疗一些其他的疾病，如帕金森病。现在，人们对新的抑郁症疗法有着迫切的需求。大约有17%的美国人在一生当中会发作一次或多次抑郁症。而在任何时候，都有约8%的女性和5%的男性正饱受抑郁症的折磨。抑郁症不仅仅意味着悲伤的情绪。这种病症会间歇性发作，特点是病人会在一段时期内持续感到悲伤，有内疚感，觉得一切都没有价值，对所有日常活动没有兴趣。这些症状会影响思维、睡眠、食欲和性欲，并伴有躯体疼痛。曾与抑郁症做过斗争的丘吉尔（Winston Churchill）将这一疾病称为他的"黑狗"。（丘吉尔有一句名言：心中的抑郁就像只黑狗，一有机会就咬住我不放。此后，"黑狗"便成为英语世界中抑郁症的代名词。）

抑郁症可以是致命的。大约有15%的抑郁症患者因自杀而亡。同时，它也能加重诸如心脏病和糖尿病等疾病的病情，降低患者的预期寿命。

目前已有的治疗方法——从心理咨询到药物治疗再到电休克疗法，对大约10%～20%的抑郁症患者效果甚微。对于这些病人，可以考虑尝试选用深部脑刺激这一新技术。

该技术目前尚未被批准用于临床常规治疗，但在世界范围内已有大约200人接受了试验性治疗。在治疗时，医生会在患者的颅骨上钻孔，将电极永久性地植入患者大脑之中，所以这种疗法不会成为人们首选的治疗方案。然而，如果进一步的试验成功的话，它将为那些原本要遭受无休止的绝望折磨的人带来希望。

寻找目标脑区

2003年的那次手术，其实源于本文作者迈贝格的研究：她找到了抑郁症相关的脑区。那时，神经科学家已认识到，抑郁症和其他多种大脑疾病都是由特定神经回路功能失调引起的。比如，帕金森病患者之所以会出现震颤麻痹的症状，是因为控制运动的回路存在放电障碍。而阿尔茨海默病的病因，则是形成新记忆或提取旧记忆的神经回路发生了故障。与之类似，21世纪初就有大量证据表明，调节情绪的神经回路出现异常，是发生抑郁症的关键原因。

大脑共有约860亿个神经元，这些神经元会相互连接，形成不同的群体；而不同的神经元群之间，也会形成复杂的神经连接。这样，每个神经元都会与其他数千个神经元形成连接——有些是与邻近的神经元连接，有些则通过中枢神经系统，投射至很远的部位。神经元间如何连接，会受到遗传、早期生活经历和应激的影响。抑郁症相关回路的异常可能涉及很多脑区。但对当代的神经科学家而言，精确定位这些回路仍是一个挑战。

从20世纪90年代中期开始，迈贝格设计了一系列实验，在健康自愿者和抑郁症患者中，寻找与情绪调节有关的脑区。在初期的一项实验中，健康自愿者需要完成一项心理训练，即重温他们生活中一段伤心的经历。

数据来源：："Defining critical white matter pathways mediating successful subcallosal cingulate deep brain stimulation for treatment-resistant depression," By Patricio Riva-Posse et al. in *Biological Psychiatry*, Vol. 76, No. 12; December 15, 2014 (brain); "Targeted electrode-based modulation of neural circuits for depression," By Helen S. Mayberg, In *Journal of clinical Investigation*, Vol. 119, No. 4; April 1, 2009 (chart)

工作原理

"重启"大脑

在抑郁症患者的大脑中，存在功能异常的神经回路。通过深部脑刺激手术，在患者的相关脑区植入电极并施加电流，可以纠正神经回路的功能异常。目前，深部脑刺激疗法（还未获批准作为常规临床疗法），对部分患者具有明显疗效，可以控制患者大脑中信号异常的神经回路，从而驱散患者的绝望感，让他们重新感受到快乐。

目标位点

植入的电极可影响数个相互联系的脑区。电极埋置的位置靠近胼胝体下扣带区（绿色），这里的神经回路主要参与决策制定、情绪反应和记忆形成，并投射到大脑的其他区域。例如，有些分支（红色和蓝色）连接至内侧前额叶皮层和内侧颞叶（蓝色）。其他的分支（黄色）则投射至中扣带回皮层。它们都会在抑郁发作时发生功能异常。

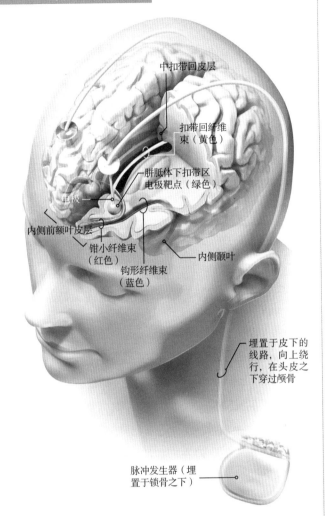

- 中扣带回皮层
- 扣带回纤维束（黄色）
- 胼胝体下扣带区电极靶点（绿色）
- 电极
- 内侧前额叶皮层
- 钳小纤维束（红色）
- 钩形纤维束（蓝色）
- 内侧颞叶
- 埋置于皮下的线路，向上绕行，在头皮之下穿过颅骨
- 脉冲发生器（埋置于锁骨之下）

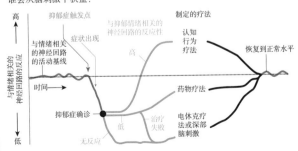

谁会从脑刺激中获益？

- 高
- 抑郁症触发点
- 症状出现
- 与抑郁情绪相关的神经回路的反应性
- 与情绪相关的神经回路的活动基线
- 时间
- 高
- 制定的疗法
- 认知行为疗法
- 恢复到正常水平
- 药物疗法
- 抑郁症确诊
- 低
- 治疗失败
- 无反应
- 电休克疗法或深部脑刺激
- 低
- 与情绪相关的神经回路的反应

抑郁症患者会出现神经回路功能失衡。通过大脑扫描，我们可以找到哪些疗法能够增强神经回路，并使失衡的功能得到恢复。根据大脑成像的结果，我们可以判断认知行为疗法或药物治疗是否有助于大脑功能恢复平衡。如果以上疗法不能帮助大脑自我恢复功能，我们就需要选用其他疗法，比如深部脑刺激。

制图：戴维·基尔派克（David Killpack） 图解：珍·克里斯蒂安森（Jen Christiansen）

研究人员通过正电子发射断层扫描（PET），定位出了当患者感到沮丧时活动发生显著变化的脑区。PET成像显示，与健康自愿者相比，抑郁症患者大脑中部某一区域的血流量增加了，这一现象反映了该区域的神经活动有所增强。而相比之下，与动机、内驱力和执行功能相关的脑区的神经活动则减弱了。

扫描图像中，活跃度最高的点位于大脑中部名为胼胝体下扣带区（subcallosal cingulate area）的一个小区域内——布罗德曼25区（这一名称源自一位名叫布罗德曼的德国神经解剖学家，他在1909年根据特定区域内细胞的排布方式，用数字编号的方法绘制了大脑图谱）。此外，迈贝格发现，前额叶皮层活跃度的降低程度，与个体的悲伤程度成正比。

在迈贝格随后的第二组实验中，抑郁症患者先接受了几周的抗抑郁药物治疗。随后，PET成像显示，当患者的症状改善时，布罗德曼25区的活跃度会下降，前额叶皮层神经元的活跃度则会增强。尽管大脑的其他区域也会发生变化，但胼胝体下扣带区的显著变化表明，该区域在调控消极情绪上有着至关重要的作用。

布罗德曼25区与许多重要脑区之间都存在连接，包括眶额叶和内侧额叶、下丘脑、伏隔核、杏仁核和海马、中脑导水管周围区（periaqueductal area）以及中缝背核（dorsal raphe）。这些区域负责调控人类的基本行为，包括睡眠－觉醒周期、动机、感知威胁和新奇刺激的反应、对奖赏的感受与强化、短时记忆，以及利用过去的经验来思考未来事件的能力。在抑郁症中，这些重要的大脑功能都会错乱。因此，迈贝格推测，用电流刺激布罗德曼25区，可能会对抑郁症患者有帮助。

深部脑刺激

早在2002年，对特定脑区实施深部脑刺激，就已经被批准用于治疗帕金森病和一种名为特发性震颤（essential tremor）的疾病，因此我们知道深部脑刺激的确可以用于临床。全世界至今已有100 000多名患者选用该技术来缓解帕金森病的症状。对于抑郁症而言，基本的手术程序也是一样的。首先，我们要筛选可以参与研究的患者，入选标准与我们在多伦多西部医院的第一位患者类似——他们必须至少患病一年，且使用过四种以上不同药物，但病情没有任何改善。此外，他们还得接受过电休克治疗，但病情也没有得到改善，或是拒绝接受电休克治疗。

深部脑刺激并非另一种形式的电休克疗法——所谓的电休克疗法是指，当患者处于麻醉状态时，以合适的电量刺激患者头部，诱发可控的、全身性的抽搐。刺激时间通常很短，但会在数周内多次刺激。与此不同的是，深部脑刺激这项新技术，却是向患者的某个特定脑区，施加微弱的电脉冲。患者必须进行外科手术，植入可提供持续刺激的电极，但这种方法不像电休克疗法那样可能发生记忆丧失。

在进行第一例手术那天，多伦多西部医院的手术团队先用一个框架，固定患者头部，使头部保持稳定；然后，利用磁共振成像，确定要把电极植入胼胝体下扣带区的哪个位置；接下来，通过局部麻醉，在患者清醒的状态下，在她的颅骨上钻两个可以植入电极的孔洞。

威廉·哈奇森（William D. Hutchison）和乔纳森·陀思特罗夫斯基（Jonathan O. Dostrovsky）是多伦多西部医院的两位神经生理学专家。在他们的帮助下，我们首次记录到了胼胝体下扣带区的神经元活动，从而可以进一步了解这些脑区的功能。结合之前的成像研究，我们怀疑，这些脑区可能负责处理与悲伤有关的情绪。于是，我们使用一种比人的头发丝还细的微电极，直接监测该脑区的神经元活动。

在记录神经元活动的同时，我们向患者展示了不同的照片。照片上的场景有积极的，也有消极的。结果发现，当患者看到悲伤或是令人不安的照片时，胼胝体下扣带区的神经元最活跃；而看到幸福、愉悦或中性的场景，它们却没有任何反应。

随后，我们将刺激电极插入大脑两侧的布罗德曼25区。电流接通几秒后，患者即表示，精神上的痛苦和情绪上的沉重感都明显减轻了。我们发现，和这位患者类似，大部分患者（注意，并非全部）都会体验到一种如释重负的感觉。特别是在首次进行深部刺激时，这种效应最明显。而重复数次之后，虽然该效应仍然存在，但会有所减弱。现在，我们知道，如果治疗能持续数天或数周，患者通常会长期受益。

通过这次手术以及后续其他手术，我们了解到把电极插到准确的位置十分必要。在这场手术中，只有当四个测试电极中的一个或两个释放恒定电流时，患者才会感到症状有所减轻。

美国埃默里大学迈贝格实验室的帕特里西奥·波塞（Patricio Riva Posse）和崔胜基（Ki Sueng Choi）经过大量观察后，开发出一种成像方法，可以对经过布罗德曼25区的神经纤维束进行精确定位。当这些神经纤维束受到刺激时，似乎就会产生即时的轻松感和长期的抗抑郁效果。

将电极埋置到位并固定于颅骨后，外科医生会在锁骨下方的皮肤内，放置一个类似心脏起搏器的脉冲发生器——这个由电池供能的脉冲发生器，会以130次/秒的频率，持续刺激目标区域。之所以选择该频率，部分是基于我们治疗帕金森病患者的经验。到目前为止，这种高频脉冲的效果似乎是最好的。

一旦确定了电极的设置，手术也随即完成。以后，医生可以通过手持无线遥控器，微调每个患者体内的电极。不过，根据我们的经验，设置一旦确定，便不再需要后续调整。下一步，我们需要确定，是否要对那些手术效果不佳的患者设置另一套参数，或者不同的设置能否提升抗抑郁效果。脉冲发生器中的电池大约可用三年，电池耗尽之后需要更换新电池。不过现在，选用可充电电池可以避免更换电池的麻烦。

可否终生受益？

尽管有些患者在接受深部脑刺激治疗后，抑郁症状会完全消失，但这种治疗并非对所有患者都有效。在不同的医院，症状有明显改善的患者（抑郁测评量表得分下降50%或以上）所占的比例并不相同——在六个月的治疗期内，比例范围为40%～70%。这种不确定性，可能与当前持续存在的一个问题有关：我们都是根据症状和大脑扫描结果来判断哪些患者适用深部脑刺激。

美国圣犹大医疗公司开展的一项研究结果也不理想。2013年，这项研究暂停招募新的受试者，而那些已经开始试验的患者则继续接受治疗。虽然没有出现重大安全问题，但一项分析（美国食品药品管理局要求进行的）表明，与那些电极关闭达六个月的患者相比，电极一直处于工作状态的患者症状并没有更多好转。目前，研究人员正对这项研究进行评估，以确定能否做些改进。

　　为什么同样是针对深部脑刺激的研究，却会产生不同的结论？其中的原因我们还不完全了解。这可能与选取的病人有关（一些病人可能还患有其他精神疾病）。另外，电极植入位置或刺激方式也很关键。此外，在所有这些研究中，都存在一个潜在的干扰因素，即有些患者的症状改善，可能仅仅是因为他们相信外科手术的力量（也就是安慰剂效应），或者与治疗团队的情感互动使他们的心理状况得到了改善。不过，最近的几项研究显示，当电池电量降低或者刺激停止时，患者的病情就会恶化；而当刺激恢复时，他们会再次好转。这表明深部脑刺激确实有效，因为安慰剂效应无法解释上述现象。

　　目前，美国亚特兰大、新罕布什尔州的汉诺威，以及加拿大多伦多都在进行相关的临床实验，预计在不久之后，我们就可以获得关于深部脑刺激疗效的重要信息。同时，研究人员也在不断完善植入电极的技术。他们希望能够对不同的患者进行个性化的电极参数设置，并了解深部脑刺激对抑郁症的短期和长期效果。

　　一些新的研究开始探索在其他位点刺激大脑回路，因为刺激胼胝体下扣带区，并非对每个患者都有效。德国波恩大学的沃尔克·柯能（Volker Coenen）和托马斯·施拉弗（Thomas Schläpfer）发现，刺激患者的前脑内侧束（medial forebrain bundle），可以使少量患者的病情很快得到改善。位于大脑深部的其他脑区也可能是潜在的刺激位点——腹侧纹状体、内囊前肢（anterior limb of the internal capsule）、丘脑下脚（inferior thalamic peduncle）及缰核（habenula）。

　　通过测试不同脑区，我们或许可以找到不同抑郁症状对应的不同位点，然后就可以像治疗帕金森病那样，采用个性化疗法来治疗抑郁症。抑郁症患者的症状千差万别，在大脑扫描时也会表现出不同的模式。目前，对大脑异常活动模式的研究，已经让人们看到了一些希望：研究人员可以据此判断，对于某位患者来说，到底是药物还是认知行为疗法的效果更好。

　　只有先搞清楚深部脑刺激技术是如何改变大脑功能的，才能真正优化这项技术，而这一切都需要研究人员进行更多的基础研究。为什么经过长时间的刺激后，即使停止刺激，抗抑郁效果仍能持续数天或数周？这是否说明深部脑刺激会使大脑发生持久性改变（这一过程被称为神经可塑性）？事实上，对啮齿类动物的研究发现，深部脑刺激可以改变大脑中大片神经网络的活动，同时还可能诱导海马产生新的神经元。有研究表明，海马生成新神经元的过程，对形成记忆和缓解抑郁具有重要作用。然而，如果这一疗法长时间中止的话，症状仍会反弹，这表明这种疗法并不能使大脑永久性自愈。

研究人员非常感兴趣的是，既然深部脑刺激能调控大脑的神经回路，是否也可以治疗其他精神疾病呢？比如双相情感障碍（bipolar disorder，以躁狂和抑郁发作为特征）、强迫症、图雷特综合征，以及酒精和药物成瘾。也许，对于那些由大脑神经回路功能异常所致，或现有治疗方式无效的疾病而言，深部脑刺激将是一个很好的备选治疗方案。

最近，洛扎诺的研究组将深部脑刺激用在了重度慢性神经性厌食症（anorexia nervosa）的治疗中，刺激的位点与治疗抑郁症的位点相同，仍为胼胝体下扣带区。结果发现，对一些患有进食障碍长达10年及以上的患者而言，深部脑刺激帮助他们缓解了抑郁、焦虑和强迫症状。接受治疗后，患者对饮食和体重增加的焦虑感减轻，并能积极配合医生，参与治疗方案的制订。在18个病例中，大约有一半的患者在治疗后情绪有所改善，并在一年之后恢复了正常的体重。

对深部脑刺激的研究，为神经疾病的治疗提供了一个新的方向。对大脑神经回路功能的深入理解，可以帮助我们找到异常大脑活动产生的根源。然后，神经外科医生就有可能将电极植入大脑的关键部位，从根源治疗抑郁症，帮助那些无法从药物和认知疗法获益的患者。同时，这一方法也很可能让遭受厌食症、阿尔茨海默病等一系列精神疾患折磨的患者受益。

扩展阅读

Probing and Regulating Dysfunctional Circuits Using Deep Brain Stimulation. Andres M. Lozano and Nir Lipsman in *Neuron*, Vol. 77, No. 3, pages 406–424; February 6, 2013.
The Brain Reward Circuitry in Mood Disorders. Scott J. Russo and Eric J. Nestler in *Nature Reviews Neuroscience*, Vol. 14, pages 609–625; September 2013.

焦虑症新解

成年人的大脑，每天都在产生新的神经元。
这些新生神经元可以帮助我们将记忆中的事
物区分开来。这一发现可能有助于焦虑症及
相关疾病的治疗。

撰文 / 马赞·哈伊尔贝克（Mazen A. Kheirbek）

勒内·亨（René Hen）

翻译 / 张岩

审校 / 仇子龙

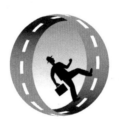

精彩速览

　　为避免记忆变得混乱，大脑必须详细地标记一件事情和状况的不同特征，以便将
不同的事件区分开来，这一过程被称为"模式识别"。

　　模式识别使我们有能力区分危险的和其他有些相似却没有危险的情景。而这一能
力受损的人比较容易患上焦虑症及其相关疾病。

　　大脑有两个脑区可以终生产生新神经元，模式识别这一过程发生在其中一个脑
区。研究人员发现，该脑区的新生神经元似乎对模式识别的产生和消失起着至关重要的
作用。

　　这项研究为情绪的调节提供了新的方法。未来，我们也许可以通过促进新生神经
元的产生，来治疗创伤后应激障碍等与焦虑症相关的疾病。

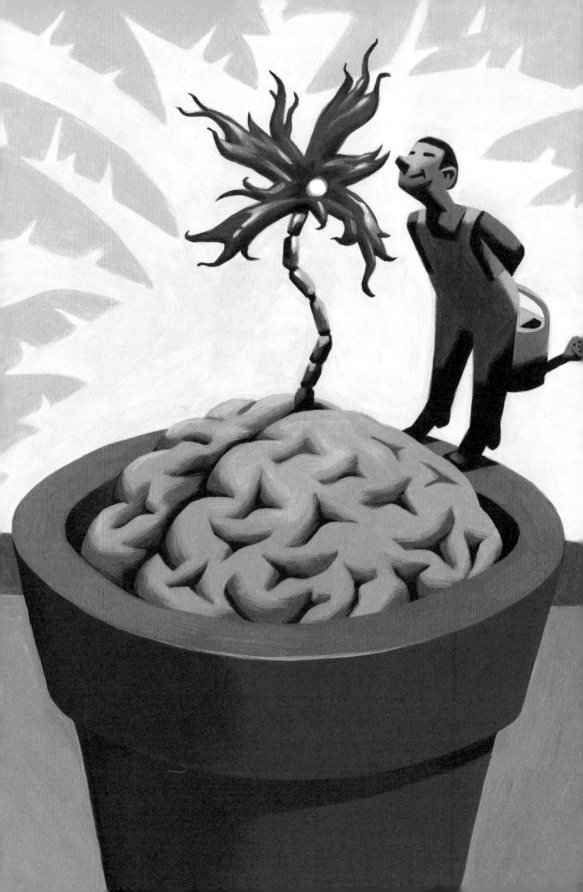

马赞·哈伊尔贝克是美国哥伦比亚大学精神病学系临床神经生物学助理教授，同时也是纽约州立精神病学研究所的研究人员。

勒内·亨是美国哥伦比亚大学精神病学、神经病学、药理学教授，纽约州立精神病学研究所精神病学部综合神经学系的负责人。自从哈伊尔贝克于2009年以博士后的身份加入了勒内·亨的实验室，他们就开始一起探索齿状回中的新生神经元在记忆和情绪中的作用。

几个世纪以来，成熟的大脑不能产生新的神经元，一直是神经生物学的基本法则。甚至圣地亚哥·卡扎尔（西班牙组织学家，在19世纪末开创了现代神经生物学，获得1906年的诺贝尔生理学或医学奖）也声称，神经系统不可能通过神经元再生的方式更新。卡扎尔曾花费数十年时间，观察神经元并绘制出了神经系统的微观结构，最后得出结论："在成年人的大脑中，神经通路是一种已经定型、不再生长的结构，只能死亡，不可再生。"

因此，当20世纪60年代，麻省理工学院的杰斯福·奥特曼（Joseph Altman）发表了一系列文章，证实在成年豚鼠大脑中有新的神经元产生时，他的观点完全没有引起人们的注意。这在当时也可以理解，因为从"常识"上说，给一个已经完成了发育过程的大脑增加新的神经元，可能会导致一场"记忆的灾难"。如果大脑是通过神经网络的方式储存信息，那在已有网络中随机插入新的神经元，就有可能削弱我们储存和提取信息的能力，导致记忆混乱。

但这个"常识"与实验得出的结果并不吻合，特别是从20世纪90年代开始，大量涌现的实验数据都不支持这一理论。研究人员仔细研究了成年啮齿类动物、猴子甚至人类的大脑，结果发现有两个脑区终生都会生成新神经元——一个是参与嗅觉形成的脑区，另一个是与学习、记忆和情绪有关的海马。

从那时开始，研究人员就想搞清楚这些新生神经元对大脑究竟有什么作用。研究人员对新生神经元在嗅觉系统中的功能还不是十分清楚，但对于海马的研究，却有了许多进展。我们和其他团队的工作表明，新生神经元可以通过某种特定方式，将不同的记忆区分开来，防止记忆变得混乱、模糊。新研究将给一系列焦虑症相关疾病（包括创伤后应激障碍）的治疗带来曙光，因为这类患者常常很难区分哪些事情应该担心，哪些事情无须太过担心。

存储记忆

记忆的核心机制包括存储和提取。我们常说的记忆，一般指的是后者——一处景象、一种气味或者味道，都可以唤起一段生动而具体的记忆，甚至激发出无限的灵感。比如，一块点心泡在一杯茶里散发出的香味，可以立即将马塞尔·普鲁斯特（Marcel Proust）《追忆似水年华》中的讲述者带回到童年的一个周日清晨：

"我喝了一口浸泡有小玛德琳蛋糕碎屑的花茶，熟悉的味道让我马上忆起姨妈以前也常常给我吃这个……街道尽头古老的灰色房子，像舞台的布景一样在我脑海中浮现出来，那里有姨妈的房间，还有花园对面的小亭子；那一刻……整个贡布雷和它周围的景色……镇子、花园之类的画面，皆由这一杯茶唤起。"

感觉信号可以刺激大脑，让我们忆起从前的一段往事——这个过程是海马最重要的功能之一，被称为"模式完成"（pattern completion）。然而，在此之前，我们应该先将记忆以适当的方式存储下来。这就涉及"模式识别"（pattern separation）机制：以特定方式记录一件事情的细节，以便我们可以把这件事与其他事情区分开来，这一机制也是海马的基本功能之一。幸亏我们的大脑有这种识别能力，我们才能记得（大多数情况下）早上把车停在哪里，不至于和昨天或一周前的记忆搞混，而这种识别能力正与新生神经元有关。

这种区分能力不仅对我们有序地储存记忆至关重要，还可以指导我们的行为——比如，指引我们按照最新记忆，到最近一次停车的地方去取车。不同的是，模式完成过程主要发生在海马的一个名为CA3的区域，而模式识别过程则主要发生在海马的一个名为齿状回的楔形区域内。

我们决定先研究新生神经元在模式识别中的作用，部分原因是，我们已经知道这些新生神经元就是在齿状回的楔形区域内产生的。在齿状回内一个名叫亚颗粒区（subgranular zone）的薄层内，存在着大量神经干细胞（能产生新的神经元）。在亚颗粒区这个神经元的"摇篮"里，新生神经元诞生，然后再扩散到齿状回的其他地方，最后整合进已有的神经回路。在小鼠中，新生神经元数量可以占到齿状回神经元总数的10%。并且，在最近的一项研究中，研究人员使用放射性碳测年法估算神经元的"出生日期"，结果发现人类以每天约1 400个的速度，持续产生新神经元，直至老年。

记忆混淆

为了搞清楚新生神经元是否会参与模式识别过程，我们在2009年开展了小鼠实验。我们首先做了两个实验：阻断小鼠的神经发生，减少新生神经元的数量；或者促进新生神经元的存活，增加它们的数量。然后，我们就来观察这些干预手段会不会影响小鼠对相似情形的区分能力。

像许多行为学研究者一样，我们借鉴了巴甫洛夫于20世纪初发明的条件反射实验。巴甫洛夫发现，给狗喂食的同时摇动铃铛，狗就会把食物和声音关联起来——听到铃铛响起，就开始分泌唾液。过去100多年中，这种简单的条件反射实验被广泛用于研究记忆的神经机制。

在我们的实验中，没有使用食物与铃声同时出现的形式。我们将实验小鼠从它们居住的笼子里取出，放入一个完全陌生的盒子，同时在小鼠的足部实施比较温和的电击。经过一段时间的训练后，小鼠学会了将新的环境和电击关联起来，所以每次将小鼠放入这个盒子时，它都会因害怕而颤抖。

接下来，为了检测小鼠的模式识别能力，我们将小鼠放入一个类似前面实验所用的盒子中（但并不是完全一样）。比如，前面那个盒子的内壁是银色的、泛着蓝光、散发着茴香味，那么接下来使用的盒子形状和颜色相同，但气味变成了香蕉或柠檬味。刚把小鼠放进后面的盒子时，它们很害怕。然而，当发现并没有受到预想中的电击后，它们很快就认出了这是另一个盒子——在曾遭受过电击的盒子里，它们会站着不动，但在新盒子里则很放松。

如果新生神经元对于分辨相似场景十分重要，那么阻断小鼠海马齿状回内的神经发生，可能会让它们难以区分这两种相似的场景。在后续实验中，我们的确观察到了这种现象：不能产生新生神经元的小鼠会变得过度警觉，在两种盒子中都会非常惊恐——即使后来让它多次在无电击盒子中安全地活动。缺失了模式识别能力的动物，甚至回到

神经机制

新生神经元的功能

大脑齿状回（下图）中的新生神经元参与了模式识别（即区分相似的场景）过程。我们提出了一个假设，解释新产生的神经元如何在模式识别中起作用，以及为什么缺乏新生神经元，会让创伤后应激障碍患者无法区分没有危险的环境和以前让他遭受过创伤的环境。

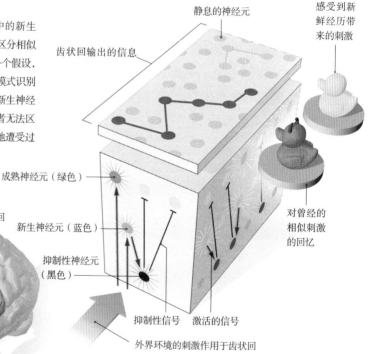

静息的神经元

齿状回输出的信息

感受到新鲜经历带来的刺激

成熟神经元（绿色）

齿状回

新生神经元（蓝色）

抑制性神经元（黑色）

对曾经的相似刺激的回忆

海马

抑制性信号　激活的信号

外界环境的刺激作用于齿状回

新生神经元有助于识别相似的场景
与成熟的神经元相比，新生神经元也许能更好地记忆新环境的信息，这使其有助于模式识别。但是，我们更倾向于另一个完全不同的思路：新生神经元和成熟神经元都能接受外界环境传来的刺激，但新生神经元能与抑制性神经元发生相互作用，降低齿状回大多数神经元的活跃度（灰色阴影所示），从而增强大脑对相似场景的分辨能力。

自己居住的笼子里也会非常恐惧——只要所处的地方与曾让它们感到痛苦的场景类似，它们就会感到恐惧。

相反，我们也可以通过敲除小鼠的一个基因（这个基因会加速冗余的新生神经元的死亡），来增加小鼠齿状回中新生神经元的数量。实验结果显示，经过上述基因改造的小鼠，拥有更发达的齿状回，它们可以更好地分辨出哪个是让它们遭受电击的盒子，哪个只是类似的盒子，而在安全的盒子里，它们很快就会放松下来。这些实验结果证实，新生神经元在形成和分辨相似但又不完全相同的记忆时，起到了重要作用。

其他研究团队也得到了相同的结果。索尔克生物学研究所的弗雷德·盖奇（Fred H. Gage）早在20世纪90年代，就让科学家注意到了成年动物大脑中的新生神经元，并由此引发了一股研究热潮。他和剑桥大学的蒂莫西·伯西（Timothy Bussey）领导的研究团队都曾发现，减少成年小鼠大脑内的新生神经元，会损害它们分辨相似场景的能力——比如让小鼠在迷宫里选择正确的出口，或让它们用鼻子触碰计算机屏幕选择正确图像，结果发现新生神经元减少的小鼠表现较差。伯西的团队还进一步证明，促进动物新生神经元的生长，可以改善它们在前述实验中的表现。此外，通过使用与我们相同的实验方法，麻省理工学院的利根川进

齿状回内的各条神经回路的活动是互相重合的

对新鲜经历的感受同以往的记忆混淆

缺失新生神经元，记忆混乱不堪
根据我们的假设，缺少新生神经元，会减弱抑制性神经元对齿状回中大部分神经元的抑制作用，使更多神经元被激活，产生放电。结果，两个相似场景所对应的神经回路很可能会严重重叠，导致大脑无法分辨这两个相似的场景，造成记忆混淆。

（Susumu Tonegawa）及其团队还证实，缺少新生神经元的小鼠，无法分辨安全和危险的环境。

区分相似场景

目前，促进或阻止神经元生成的研究还无法在人体上进行。但如果新生神经元对人类大脑中的模式识别过程至关重要，我们也许可以观察到，当齿状回受到一定程度的干扰，人们的模式识别能力也会受到影响。现在，这一推断已经得到了证实。美国约翰斯·霍普金斯大学的迈克尔·亚萨（Michael Yassa）和加利福尼亚大学欧文分校的克雷格·斯塔克（Craig Stark）带领的研究团队，利用功能性磁共振成像技术为那些不大能够区分相似场景的人做检查，追踪他们的神经活动，结果发现在这些人的齿状回区域，神经活动异常活跃。

听起来，齿状回的神经活动变得活跃而不是迟钝似乎违背直觉，但这是合理的。如果任何一个场景都会激活齿状回内的很多神经元，比如激活95％的神经元，那么和这些神经元相关的记忆就会混淆在一起，使大脑无法将记忆中的事物区分开来。相反，选择性地激活齿状回内的不同神经元，则可以帮助大脑区分不同的事件或事物。打个比方，如果齿状回有100个神经元，那么可以激活其中五个，用于记忆今天停车的位置；而昨天的停车位置，则可由另外五个神经元来记忆。

焦虑的根源

我们推测，新生神经元可以控制整个齿状回的活跃度，增强大脑对相似场景的分辨能力。在发育成长的过程中，新生神经元优先与抑制性神经元（inhibitory neuron）发生作用。而抑制性神经元被激活后，会抑制齿状回其他神经元的活动。在小鼠实验中，研究人员已经证实，新生神经元确实能够通过上述过程，抑制整个齿状回的神经活动，而在缺乏新生神经元的小鼠齿状回中，则存在异常升高的自发性电活动。这说明，新生神经元的确肩负着调控齿状回神经活动的重任。

如果在人类大脑中，新生神经元的确参与模式识别过程，这一发现将为探明焦虑症相关疾病（如创伤后应激障碍）的病因提供新的视角。焦虑症以过度恐惧为特征，当环境中并没有直接的威胁时，病人也会产生恐惧反应，甚至由此造成严重后果。长期以来，心理学家都怀疑，是记忆的"泛化"引发了焦虑症。如果大脑无力将曾经的创伤事件与相似的无危险事件区分开，就会导致记忆的泛化。比如，当一顿野餐被意外的巨大噪音打断时，模式识别能力正常的人，对突然而来的隆隆声可能会有所畏惧，但很快会意识到公园不是一个战场，然后继续他们的野餐。然而，模式识别能力受损的老兵，则不能将这个声音同战场上的声音区分开来——这会使他极其恐慌。

实验已经证实，焦虑症相关疾病与模式识别能力受损有关。比如，美国明尼苏达大学的塞缪尔·利塞克（Shmuel Lissek）及同事就发现，当在惊恐障碍（panic disorder）患者的腕部施加一次轻微的电击后，患者只要看到与电击有关的物体（甚至只是相似物）时，就会受到惊吓。

针对抗抑郁药百忧解（Prozac）的研究，则进一步证明新生神经元的缺失会使焦虑症加剧。百忧解能改善动物和人类的焦虑症状。当把服用过百忧解的小鼠置于新环境时，小鼠的紧张程度会降低许多，而且会表现得更加大胆。我们发现，让小鼠变得更加勇敢的原因，正是新生神经元——如果阻断新生神经元的生成，百忧解的抗抑郁作用就会消失。我们的这项研究于2003年发表在《科学》杂志上。

在那之后，本文作者内勒·亨与哥伦比亚大学的同事还发现，要缓解成年猕猴的抑郁行为，百忧解必须依赖新生神经元这个关键环节。现在，我们把研究对象扩展到了人类，开始探索新生神经元对人类的作用。通过研究人类大脑，我们发现抗抑郁药物可以增加抑郁症患者齿状回中的神经干细胞数量，从而让患者产生更多新生神经元。接下来，研究人员将进一步验证，新生神经元的生成是否是百忧解缓解抑郁和焦虑的直接原因。

随着我们越来越了解齿状回中的新生神经元，知道它们在模式识别过程中扮演什么角色，也大致理解了抗抑郁药缓解焦虑的潜在机制，我们相信，对新生神经元的研究将给抑郁症、创伤后应激障碍和阿尔茨海默病的治疗带来了曙光。也许，通过增加大脑内的新生神经元，我们可以提高大脑识别相似场景的能力。一个已经验证有效的、可以促进神经生成的方法就是体育锻炼。盖奇通过研究发现，在跑步轮上训练可以促进成年小鼠的大脑产生新生神经元——20世纪90年代末，正是这项研究重新激起了科学家对成熟大脑中的新生神经元的研究热情。不过，体育锻炼和百忧解之类的抗抑郁药，也可能通过神经发生之外的效应，影响患者的行为和神经活动，比如通过加强和增加神经元之间的连接。

一个更直接的目标是，我们希望通过促进新神经元的生成，帮助大脑模式识别功能受损的创伤后应激障碍或焦虑症患者，战胜不必要的恐慌。近期，我们正在筛选能促进成年小鼠齿状回生成新神经元的药物，在这个过程中，我们发现了一种极具潜力的药物——P7C3，这种药物可以促进新生神经元的存活。我们的研究也显示，抑制新生神经元死亡，可以减轻小鼠的焦虑症状。这些研究让我们看到了光明的前景：通过药物干预，促进神经元的生成，从而帮助焦虑症患者缓解焦虑。

虽然卡扎尔认为，成熟的大脑中不能产生新生神经元，但他依然预见到神经再生具有潜在的治疗功效。在1914年出版的书《神经系统的退化和再生》（*Degeneration and Regeneration of the Nervous System*）中，他写道："也许，未来科学会改变这个看似难以改变的生物学法则。"

扩展阅读

Increasing Adult Hippocampal Neurogenesis Is Sufficient to Improve Pattern Separation. A. Sahay, K. N. Scobie, A. S. Hill, C. M. O'Carroll, M. A. Kheirbek, N. S. Burghardt, A. A. Fenton, A. Dranovsky and R. Hen in *Nature*, Vol. 472, pages 466–470; April 28, 2011.

Neurogenesis and Generalization: A New Approach to Stratify and Treat Anxiety Disorders. M. A. Kheirbek, K. C. Klemenhagen, A. Sahay and R. Hen in *Nature Neuroscience*, Vol. 15, pages 1613–1620; December 2012.

Adult Neurogenesis in the Mammalian Hippocampus: Why the Dentate Gyrus? L. J. Drew, S. Fusi and R. Hen in *Learning and Memory*, Vol.20, No. 12, pages 710–729; December 2013.

自闭症
钟爱硅谷

自闭症的基因之所以能一代代传下去，可能是因为它与另一种基因共同遗传：这些基因常见于自闭症患者和那些被称为"极客"的技术型人才中，赋予了他们特定的认知能力。

撰文 / 西蒙·拜伦－科恩（Simon Baron-Cohen）
翻译 / 阮南捷

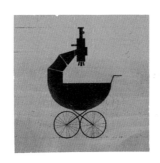

精彩速览

据报道，在硅谷和其他一些科技人才集中的地方，自闭症的发病率明显偏高。这种倾向可能反映，自闭症基因和科学天赋相关的基因之间存在某种联系。

当两个科学头脑发达的人结婚生子，他们的孩子可能在继承了有用的认知技能基因的同时，也继承了双倍的自闭症基因。

此外，子宫内高水平的睾酮可能在科学头脑和自闭症的形成中起着重要作用。

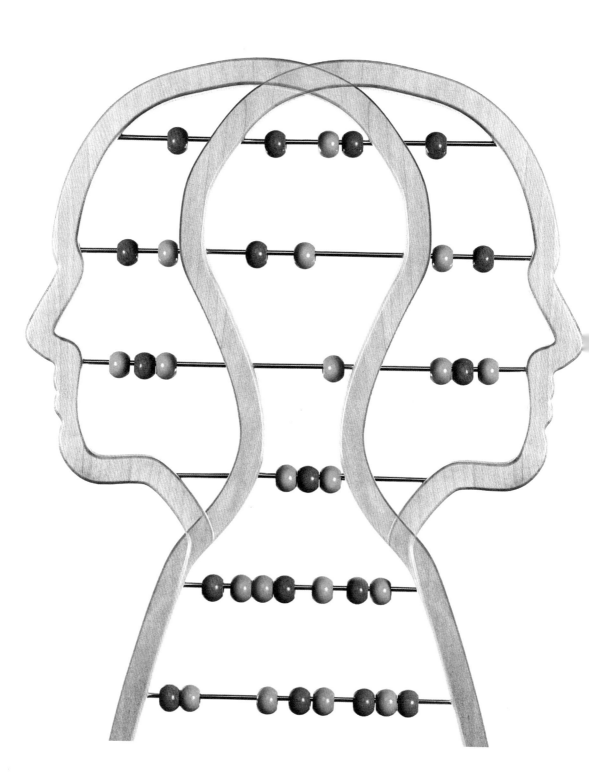

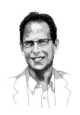

西蒙·拜伦-科恩是剑桥大学发展精神病理学教授，自闭症研究中心主任。他也是《本质区别》（*The Essential Difference*）等书的作者。

1997年，我和同事萨利·惠利赖特（Sally Wheelwright）在英国开展了一项涉及近2 000个家庭的研究。我们所研究的家庭中，一半家庭至少有一个自闭症患儿。自闭症是一种异常的发育状态，患者表现出强迫性的行为，在与人沟通、交流和互动方面存在障碍。另一半家庭里，则有孩子被诊断为图雷特综合征、唐氏综合征（Down syndrome）或语言发育迟滞，但不是自闭症。我们对每个受试家庭的家长提了一个简单问题：你们的工作是什么？许多母亲是家庭主妇，并不在外面工作，所以这部分数据没什么用，但父亲给出的答案引起了我们的兴趣：12.5%的自闭症患儿的父亲是工程师，而非自闭症患儿的父亲中只有5%是工程师。

同样地，自闭症患儿的祖父中有21.5%是工程师，而非自闭症患儿的祖父中，这个比例只有2.5%。这种模式在患儿的双亲中均有体现——自闭症患儿的母亲的父亲，也就是患儿的外公，更可能是一个工程师，而患儿的外婆的父亲，很可能也是一个工程师。

这是巧合吗？我认为不是。

一种解释是，这与一种叫作"选型交配"的现象有关，也就是通常所说的"门当户对"。我第一次接触到这个概念是1978年在牛津大学的一个大学本科统计学辅导班里。当时，我的导师告诉我，跟你上床的人其实不是随机的（她举这个例子，或许是为了让统计学显得生动些）。我请她进一步解释时，她举了这样一个例子：就拿身高来说，个子高的人倾向于选择同样高个儿的人；矮个儿倾向于跟矮个儿配对。身高并非是有意或无意地影响人们选择配偶的唯一因素。年龄、性格等其他特征也会影响人们选择配偶的态度。三十多年过去了，现在，我和同事正在研究选型交配是否能够解释为什么在人群中总有一定比例的自闭症患者。有理科头脑的人——例如工程师、科学家、程序员和数学家——和其他有理科头脑的人或其子女结婚后，是否不仅将具有认知天赋的基因传给后代，同时也会增加后代患自闭症的风险？

特定的认知能力

我在20世纪80年代开始研究自闭症。那时，关于自闭症的心理学理论——认为母亲的情感淡漠导致了孩子患上自闭症——已经被完全驳倒了。迈克尔·拉特（Michael Rutter，现任职于伦敦大学国王学院）和其他一些人开始研究双胞胎的自闭症案例，结果显示，自闭症的特征是具有高度遗传性的。导致自闭症的关键因素是遗传而不是后天养育。

现在，研究者知道，一个人的同卵双胞胎兄弟或姐妹如果患有自闭症，那么她或他患上自闭症的概率比一般人要高70倍。虽然科学家已经发现了一些与自闭症相关的特定基因，但还没有一项研究可以证明，某一个或某一组基因能够可靠地预测一个人是否会患上自闭症。自闭症的遗传学机制绝不是这么简单。不过，我一直都感兴趣的是，导致自闭症的基因是如何得以延续的。毕竟，自闭症限制了一个人洞察别人情感和建立关系的能力，这应该会减少患者生育并传递基因的机会。

一种可能是，自闭症的基因之所以能一代代传下去，是因为它们可能是与另一种基因一起遗传的：这些基因常见于自闭症患者和那些被称为"极客"的技术型人才中，赋予了他们特定的认知能力。从本质上来说，一些"极客"可能是自闭症基因的携带者：他们自己并未表现出严重的自闭症症状，但当男女"极客"结婚生子，他们的后代就可能获得双倍的自闭症基因和相关特征。或许，自闭症基因就是这样通过"极客"之间的选型交配进行传播和延续。

因为"极客"的称呼并不那么科学，而且对有些人来说带有贬损意味，所以我们需要一个更严谨的称谓，来定义自闭症患者和一些技术人才所共有的认知能力。2000年初，我和惠利赖特调查了将近100个至少有一个自闭症患儿的家庭。我们向这些家庭提出了另一个简单问题：这些孩子有什么嗜好？我们得到了各种各样的答案，比如喜欢背列车时刻表、记住某一类事物的所有成员的名字（例如恐龙、汽车、蘑菇）、把屋子里所有的开关都置于同一状态，或者把水倒进水池，然后跑出屋子去看水从排水管里流出来。

从表面上看，这些千奇百怪的行为没什么共同点，但实际上，这些行为全都是"系统化"的例子。我把"系统化"定义为分析或构建一个系统的冲动——系统可以是机械系统（例如汽车、电脑或管道系统）、自然系统（例如天气）或者抽象系统（例如数学）。"系统化"不仅仅局限于科技、工程和数学。一些系统是有高度社会性的，例如商业活动以及对艺术的追求（如古典舞、钢琴等）。所有的系统都遵循一定的规律。当你试图对某个系统进行"系统化"的时候，你其实是想要找出该系统的规律，预测该系统的工作原理。这是"系统化"的基本要求，它也许可以解释为什么自闭症患者热衷于重复，并且非常抗拒不可预期的变化。

我与惠利赖特（现在就职于南安普敦大学）再次合作，研究"系统化"和自闭症之间的联系。我们发现，患有阿斯伯格综合征（Asperger syndrome，该病是自闭症的一种，患者没有语言和智力上的障碍）的孩子在一项对力学理解力的测验中，表现甚至优于年长的正常发育的孩子。我们还发现，患阿斯伯格综合征的成年人和儿童在一项系统化测试中，自我报告和父母报告的平均得分要比普通人高。最后，我们发现，阿斯伯格综合征的患者在细节关注度的测试中，得分要比普通人高。对细节的关注是具备良好"系统化"能力的先决条件，因为当你试图理解一个系统的时候，是否能够辨别出系统中的细微差别将会导致完全不同的结果。（试想一下，在数学计算中如果弄错一位数，结果肯定会谬以千里。）当我们把这个对细节关注度的测验给家长做的时候，自闭症患儿的父母做得比普通孩子的父母更快更准确。

可能携带自闭症致病基因的技术人才不仅限于工程师。1998年，我和惠利赖特的研究发现，剑桥大学数学系的学生中，被正式诊断为自闭症的人数是人文学科的九倍，其中也包括阿斯伯格综合征，该病已被归类在最新版的《精神障碍诊断与统计手册》（DSM-5）的"自闭症谱系障碍"中。人文学科的学生患自闭症的比例只有0.2%，这与当时报道的普通人群中的自闭症发病率没有太大差别，但在数学系学生中，这个比例高达1.8%。我们还发现，数学系学生的兄弟姐妹中，患自闭症的比例也是人文学科学生的五倍。

在另一个检验自闭症和数学关系的测试中，我和惠利赖特开发了一套标准，用以衡量普通人群中与白闭症相关的特质，我们把它叫作"自闭谱系商"（Autism Spectrum Quotient, AQ）。这套标准包括50个指标，每一个指标反映一种自闭症特质。在测验中没有人会得0分。如果以50分为满分的话，普通成年男性的平均得分是17分，普通成年女性平均得分是15分。自闭症患者的得分通常在32分以上。我们让英国奥林匹克数学竞赛获奖者做这个测试，他们的平均得分是21分。抛开医学诊断不说，这些结果提示，数学上的天赋跟许多与自闭症相关的特质有联系。

硅谷现象

有一种方法可以检验选型交配理论，那就是把夫妇俩都是"系统化"能手的家庭，跟夫妇其中一人或者两人都不是"系统化"能手的家庭进行比较。夫妻俩都是"系统化"能手的话，生出的孩子或许更可能患上自闭症。我和同事建了一个网站，家长可以在那里提交报告，说明自己在大学所学专业、从事的职业，以及自己的孩子是否患有自闭症。

同时，我们从另一个角度对这个理论进行了考察。如果选型交配理论能够解释自闭症基因如何得以在普通人群中延续，那么在世界范围内，只要有许多"系统化"能手聚集、工作、结婚生子的地方，自闭症的发病率就会比较高。比如美国加利福尼亚州的硅谷，据说自闭症的发病率是普通人群平均发病率的10倍。

在被称为"印度硅谷"的班加罗尔，当地医生也观察到了同样的现象。麻省理工学院的校友也报告称，他们的孩子中，自闭症的发病率是普通孩子的10倍。但遗憾的是，还没有人具体、系统地研究硅谷、班加罗尔和麻省理工学院的这些报道，所以这些数字并不足以说明问题。

不过我和同事调查了艾恩德霍芬市（号称"荷兰硅谷"）的自闭症发病率。飞利浦电子公司自1891年以来就是艾恩德霍芬市的重要企业，IBM在该市也有分支机构。实际上，艾恩德霍芬市大约30%的工作岗位属于IT行业。艾恩德霍芬市也是艾恩德霍芬科技大学和艾恩德霍芬高科技园区的所在地，前者在荷兰相当于麻省理工学院。我们比较了艾恩德霍芬市和荷兰另外两个同等规模城市（乌得勒支和哈勒姆）的自闭症发病率。

2010年我们调查了这三个城市的所有学校，并统计其中有多少小学生被正式诊断为自闭症。共有369所学校参与调查，并为我们提供了62 505名儿童的信息。我们发现，艾恩德霍芬市的自闭症发病率（2.29%）几乎是哈勒姆（0.84%）和乌得勒支（0.57%）的三倍。

睾酮的作用

在检验自闭症跟"系统化"能力的关系时，我们还考察了为什么自闭症似乎更多见于男孩的原因。在男孩和女孩中，典型自闭症的发病比例接近4∶1，而阿斯伯格综合征的发病率在男孩和女孩中的比例更是高达9∶1。

同样地，拥有较强"系统化"能力的人往往是男性而不是女性。在童年时期，男孩往往对机械系统（比如玩具汽车）和建筑系统（比如乐高积木玩具）表现出比女孩更强烈的兴趣。在成年后，从事STEM学科（自然科学、技术、工程和数学）的男性比女性要多，而从事偏向与人交流的学科，例如临床心理学或医学的男性要少于女性。于是，我们考察了胚胎中较高的睾酮激素水平是否与较强的"系统化"能力和自闭症特质有关。众所周知，睾酮在哺乳动物大脑发育时的雄性化过程中起着重要作用。男性胎儿产生的睾酮至少是女性胎儿的两倍。

为了检验这些理论，我的同事，剑桥大学自闭症研究中心的邦尼·奥耶延（Bonnie Auyeung）研究了235位做羊膜穿刺的孕妇。羊膜穿刺是用一根长针在胎儿周围的羊水中取样。我们发现，子宫内胎儿周围的睾酮激素水平越高，将来孩子对"系统化"的兴趣越大，对细节的关注度越高，并且在自闭症特质测试中的评分也越

205

高。英国剑桥大学和丹麦的研究者，正在合作研究患自闭症的儿童是否在胎儿时期曾有较高的睾酮水平。

如果胎儿的睾酮在自闭症中起到重要作用，那么患自闭症的女性应该表现出很明显的男性化特征。一些证据显示，事实真是这样的。患自闭症的女孩在选择玩具时显示出"假小子"的特征。平均来说，患自闭症的女性以及她们的母亲患多囊卵巢综合征的几率会比较高。多囊卵巢综合征是由女性体内过多的睾酮引起的，症状包括月经周期不规律、青春期推迟、多毛症（体毛过多）。

当然，就算胚胎时期的睾酮与自闭症有关，那么它也不是单独起作用的。睾酮是以表观遗传（DNA序列不发生变化，但基因表达却发生了可遗传的改变）的方式起作用，并与其他重要分子相互作用。同样地，自闭症和"系统化"之间的关系即使得到进一步研究的证实，也没法完全解释自闭症的遗传学机制。我们也不能轻易下结论说，有科技头脑的人都带有自闭症基因。

调查为什么特定的人群有较高的自闭症发病率，以及与该状况相关的基因是否跟与技术天赋有关的基因相连，将有助于我们理解为什么人类大脑有时会发育异常。自闭症患者的思维与众不同，经常同时表现出能力的欠缺和超人的天赋。人类能够非常细致地了解世界的运行规律，能够看到自然、科技、音乐以及数学模式中的美，这是人类特有的能力。与自闭症相关的基因可能跟这种特有能力相关的基因重叠。

扩展阅读

The Essential Difference: The Truth about the Male and Female Brain. Simon Baron-Cohen. Basic Books, 2004.
Sex Differences in the Brain: Implications for Explaining Autism. Simon Baron-Cohen et al. in *Science*, Vol. 310, pages 819–823; November 4, 2005.
Autism and Asperger Syndrome: The Facts. Simon Baron-Cohen. Oxford University Press, 2008.
Why Are Autism Spectrum Conditions More Prevalent in Males? Simon Baron-Cohen et al. in *PloS Biology*, Vol. 9, No. 6, Article No. e1001081; June 14, 2011.

玩游戏治疗
自闭症

目前，自闭症依旧是待解的医学谜题，但现有的一些疗法具有一定的疗效，而且更多的治疗手段正在涌现。

撰文 / 尼古拉斯·兰格（Nicholas Lange）

　　　克里斯托弗·麦克杜格尔（Christopher J. McDougle）

翻译 / 程田林

审校 / 仇子龙

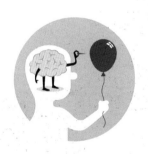

—| 精彩速览 |—

　　两岁左右的孩子如果根本无法与父母、兄弟姐妹以及同龄人交流，那他（她）很可能患上了自闭症。

　　尽早开始行为治疗，可以帮助患儿提升社交能力。而更好的社交能力能让患儿进入正规学校，并与家庭成员及朋友建立和谐的关系。

　　不过，行为疗法并不能从根本上防治自闭症，研究人员必须深入了解自闭症背后的生物学机制，开发出更好的诊断技术和药物。

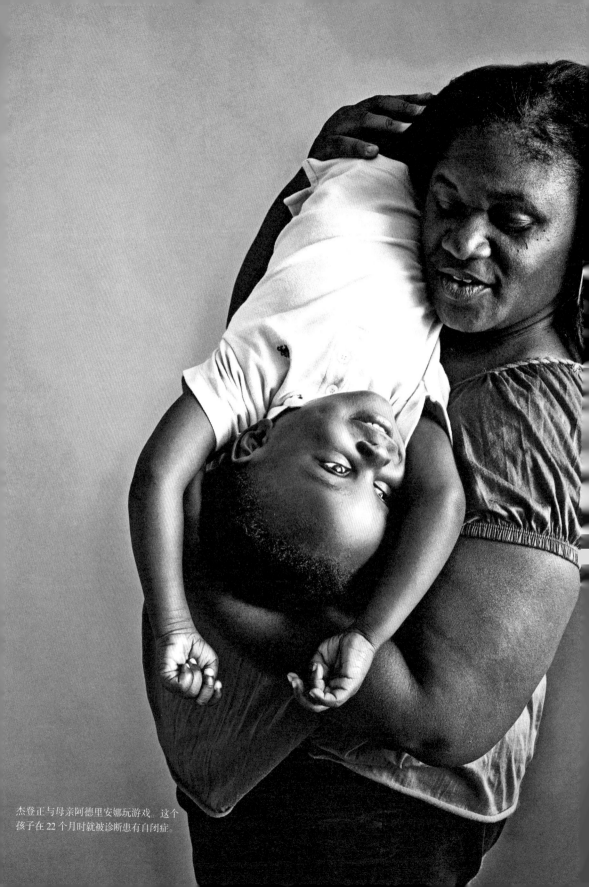

杰登正与母亲阿德里安娜玩游戏。这个孩子在 22 个月时就被诊断患有自闭症。

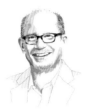

尼古拉斯·兰格是精神病学和生物统计学副教授，也是哈佛大学医学院麦克莱恩医院神经统计学实验室主任。

克里斯托弗·麦克杜格尔是美国麻省总医院儿童医院卢里自闭症中心主任。卢里自闭症中心是一所跨学科自闭症疗法研究机构。

　　在小儿子杰登（Jayden）14个月大的时候，阿德里安娜·汉农（Adrianna Hannon）和杰梅因·汉农（Jermaine Hannon）这对来自美国加利福尼亚州的夫妻开始变得忧心忡忡。杰登沉迷于玩具车，他把它们翻转过来，不停地转着车轮，而这个年纪的孩子大多好动，兴趣点本应不断转移才是。杰登还会在地板或桌子上把玩具车、杂志以及积木尽可能直地排成一条线，但从来不会像其他孩子那样把这些东西堆起来。

　　16个月时，杰登不再像过去四五个月那样，喊出"妈妈来"、"捡"这些简单词汇，也不再会叫姐姐的名字"艾比"（Abby）。家人叫他的时候，他几乎从不理会。一天，一个大茶杯突然在杰登身边掉落，他却视若无睹。儿科医生劝母亲阿德里安娜无需过分担心杰登的行为，因为儿童往往呈现出波浪式发育，男孩尤其如此，此外，男孩的语言发育也比女孩来得晚。在医生的建议下，阿德里安娜和杰梅因带杰登去耳科检查了听力，结果表明一切正常。

　　18个月时，杰登的情况进一步恶化，当时他高烧达40摄氏度，被送去急诊。可是全套的医学检查也无法找出杰登的病因，父母只好把杰登带回家。高烧最终退去，但此后，杰登再也没有说过一句话，听到自己名字也无动于衷，而且只跟母亲有眼神交流。

　　哪怕到了22个月，发生在杰登身上这些令人忧心的事件仍无减少的迹象。如果想要某样东西，他会抓住阿德里安娜或是杰梅因的手拉他们过去。他仍然对玩具车车轮着迷，乐此不疲地转着车轮。此外，他还沉迷于iPad上的米老鼠视频，一遍又一遍地看，直到被勒令停止。杰登还喜欢咔嚓咔嚓的蒸汽火车头托马斯（电视卡通形象），沉浸在它发出的刺耳的声音之中。终于，阿德里安娜和杰梅因决定带杰登去附近的早期自闭症干预诊所进行诊断。自闭症又称"自闭症谱系障碍"，主要特征是不同程度的交流障碍、重复刻板行为（比如不停地摆动，不知疲倦地聆听重复的声音）。

在对杰登进行数小时仔细观察并听取父母的详细描述后，诊所的心理医生告诉阿德里安娜和杰梅因一个残酷的消息，他们的孩子的确患上了自闭症。夫妻二人暗自思忖——难道是自己的教养方式不当，让儿子患上了自闭症？阿德里安娜对当时的情形仍记忆犹新：他们虽然早有怀疑，但面对诊所的诊断结果，当工程师的丈夫却一时难以接受。而阿德里安娜作为一名在特殊教育领域工作了12年的教师，则要冷静一些。她不断告诉自己"我不能放弃"，同时用另一句格言鼓舞自己："如果我不能给他所需要的一切，还有谁能呢？"

阿德里安娜和杰梅因抚养杰登所经历的一切，也正是每年数千名新增自闭症患儿的家长所经历的。对于医生来说，自闭症依然是一个未解之谜，很考验医生的诊断能力。从20世纪70年代精神病学家利奥·坎纳（Leo Kanner）发明"早期幼儿自闭症"（early infantile autism）这一术语起，科学家们一直在寻找客观的诊断标准——自闭症的致病源头，到底是一个分子、一个基因、某个大脑回路的电信号，还是脑容量的大小差异？

研究人员使出浑身解数，希望找到自闭症发病的生物学机制，以促进诊断和治疗。目前，已有药物能够控制自闭症患儿的焦虑、抑郁以及暴躁等症状，但还没有可治疗自闭症基本症状的药物通过美国食品药品管理局的认证。这些基本症状包括语言和社交障碍、重复刻板行为等。

情势十分紧迫。单在美国，有记录的18岁以下自闭症谱系障碍患者就有约80万人，且这一数字仍在持续攀升。自闭症患者人数增多，一方面源自筛查数量增加——近六年来，美国儿科学会一直建议所有18～24个月大的婴儿进行自闭症相关检查；另一方面则与自闭症的诊断标准不断放宽有关。不过，即使筛查数量与诊断标准维持原样，需要帮助的家庭总数仍十分庞大。

自闭症的治疗前景虽然看似暗淡，但仍有不少鼓舞人心的进展。近几年，研究人员发现，很多非药物疗法能给杰登这样的自闭症患儿带来极大帮助。通过行为治疗（如在妈妈讲话时，要看着妈妈），尽早让自闭症患儿具备一定的社交能力，患儿就有可能不必进入特殊学校，而是像正常人那样进入普通小学、初中读书，并在成人后工作、成家。而且在未来数年中，新技术有望在儿童两岁前便给出确切的诊断，治疗自闭症基本症状的药物也有望出现，这些都将与行为疗法一起，更好地治疗自闭症。

早期行为疗法

对那些新近确诊的自闭症患儿父母而言，为特效药的出现等上10年，是一种巨大的折磨。不过，其他治疗方案也许可以将患儿父母从绝望中解救出来。最新研究显示，自闭症患儿的大脑仍具备学习能力，并可对行为疗法做出响应，这种疗法旨在加强自闭症儿童的社交及语言技巧，改善患儿的一种常见缺陷——难以适应周围的世界。幼儿大脑的可塑性预示着，专业人员或是父母对患儿进行一对一强化治疗，有望缓解患儿的语言及社交障碍，而这正是自闭症的一个重要特征。

早期介入丹佛模式（Early Start Denver Model, ESDM），是一种源自发展心理学（developmental psychology）及应用行为分析（一项改善认知、语言和社交技巧的技术）的早期干预疗法。ESDM治疗师试图解决自闭症患儿无法理解社交暗示（如面部表情、肢体语言和话语）的问题。ESDM以及其他疗法，如联合注意疗法（Joint Attention）、象征游戏疗法（Symbolic Play）和参与及管理疗法（Engagement and Regulation），都力图引导患儿将注意力转向人的面部表情和声音。健康幼儿更关注人脸而非积木，自闭症患儿恰好相反，他们通常更关注物体而非父母凝视的目光。

ESDM治疗师会想方设法鼓励患儿集中注意力。他们向患儿展示玩具，并邀请患儿为玩具取名；当患儿注意到玩具后，治疗师会与他们分享并一起游戏。治疗师努力让患儿参与多轮游戏，培养他们对社会活动的兴趣，并会在游戏过程中教给患儿社交技巧。

现在，ESDM疗法已经被证实有效。在美国国家卫生研究院（NIH）的资助下，杜克大学的杰拉尔丁·道森（Geraldine Dawson）与加利福尼亚大学戴维斯分校的萨利·罗杰斯（Sally J. Rogers）对ESDM疗法的疗效进行评估。他们的研究结果为自闭症早期干预的有效性，提供了迄今为止最坚实的证据。

18～30个月大的患儿经过两年ESDM疗法密集训练后，与非ESDM疗法组的患儿相比，更愿意关注人的面部表情。在认知测验中，ESDM疗法组的患儿得分更高：与非ESDM疗法组的患儿相比，他们的发育商（developmental quotient，衡量婴幼儿心智发展水平的核心指标之一）平均提高了10.6个点。虽然一些与自闭症并无直接关系的症状（如焦虑和抑郁）并无明显改善，但患儿社交困难和重复刻板行为的严重程度却有所降低。

大脑成像结果显示，在ESDM疗法组，患儿的大脑结构也发生了可喜的变化。与非ESDM疗法组的患儿相比，前者大脑中与面部识别相关的脑区更加活跃。实际上，ESDM疗法组患儿的大脑反应已与正常的四岁孩童并无差异。研究人员通过脑电图发现，这些患儿大脑海马的 θ 脑电波强度也得到了提升，这意味着患儿的注意力及短期记忆水平都增强了。

通过脑电图，研究人员还发现，ESDM疗法组的患儿大脑中，海马等多个脑区 α 脑电波的强度也在减弱。低强度 α 脑电波意味着，大脑开始更关注人的面部表情。θ 脑电波增强和 α 脑电波减弱，都反映大脑皮层电活动的加强，特别是在与面部识别相关的前额叶与前扣带回这两个区域。据此，研究人员推测，ESDM疗法能够促使患儿大脑发生改变，这或许可以解释他们在认知测验中得分较高。

只有经过两年超过2 000小时的高强度治疗后，ESDM疗法才能给患儿带来如此显著的改变，这意味着每周五天，每天两次，每次两小时的训练强度。如果有药物能取代或加速这一过程，对患儿及其家庭来说，将是一个好消息。最新研究已经瞄准了几种药物，期望能通过这些药物缓解包括社交障碍、多动、注意力不集中、重复刻板行为及睡眠障碍在内的多种症状。

流行的观点认为，一种叫催产素的激素能够达到类似ESDM疗法的效果。在科普出版物中，催产素常被冠以"拥抱分子"、"道德分子"或"信任激素"的称谓，占据头版头条。在医学院的教科书中，催产素最为人所知的是它在怀孕过程中扮演的角色——它让准妈妈的身体做好生产的准备。当催产素水平升高时，准妈妈的乳房会涨大并充满乳汁，分娩过程也由这种激素启动。过去的25年里，研究人员已经认识到，催产素在男性中也同样存在，它能促进母子情感，维系朋友间的信任，甚至能激发准爸爸对宝宝的牵挂之情。

研究人员之所以认为催产素能治疗自闭症患儿，源自以下发现：通过静脉或是鼻腔给予自闭症患儿一剂催产素后，患儿能很快判断出一名新近结交的朋友是刻薄的，还是友善的，而治疗之前他们通常无法分辨。基因研究显示，先天具有CD38基因（参与催产素的合成过程）缺陷的小鼠，会表现得多疑，识别其他动物的能力也会下降。这一实验结果进一步证实，催产素分子是一种普遍的"社交催化剂"，对自闭症患者意义重大。此外，研究人员还发现，自闭症患者体内催产素受体（一种能够与催产素结合，并将相关信息传输至特定神经元的蛋白）含量较少，这也是导致患者体内催产素水平低的原因。

药物

潜在药物：催产素

催产素推动人际交往的能力，引起了研究人员浓厚的兴趣，他们希望用它治疗自闭症患者的社交障碍。从理论上讲，催产素能帮助自闭症患儿与人交往，进而改善他们的认知功能。催产素是否真的有效？一项正在进行的临床试验很快将得出初步结论。

催产素治疗产生多米诺效应，激发患儿参与社交活动

参与社会活　社会交往的机会　社会反馈　学校和家庭中的　自闭症患者社交技　　参与社会活动的
动的动力　　　　　　　　　　促进学习　认知与能力　　巧提升　　　　　　　动力

社交技巧欠缺

缺乏治疗，社交动机不足

这些发现为后续大规模研究铺平了道路。目前，NIH已斥资1 260万美元，鼓励五家研究机构开展一项催产素鼻腔给药研究。研究过程中，患者被随机分为治疗组和对照组。这项名为"催产素改善自闭症患者社交行为研究"（The Study of Oxytocin in Autism to Improve Reciprocal Social Behaviors, SOARS-B）的项目有望在数年内确定，催产素能否成为自闭症常规疗法的一部分。尽早确认催产素的疗效非常重要，因为"战胜自闭症联盟"（Defeat Autism Now! 一家致力于自闭症研究的组织）已经在让众多患儿使用催产素，然而到目前为止，还没有足够的证据支持催产素的使用。如果SOARS-B研究能证实催产素的疗效，催产素可能会被用于辅助ESDM疗法，这样能让患儿做好准备，更好地对行为治疗师的治疗做出反馈。

改造受损基因

要想治愈或减轻自闭症症状，可谓任重道远，需要对自闭症患者心理和生理问题背后的生物机制有更清晰的认识。自闭症的遗传学机理至今尚不明确，探寻自闭症相关的基因突变是一项充满挑战性的工作。有研究显示，自闭症的发病与400～800个基因的变化有关。这项研究将自闭症与被称为基因拷贝数变异（copy number variants，基因拷贝的数量异常）的遗传学概念联系起来。

研究人员一直试图破解自闭症背后复杂的遗传机制。2013年1月，振奋人心的发现终于出现了。一项研究声称，自闭症的遗传机制并没有想象中那般复杂。该项目筛查了美国犹他州9个家族55名患者的遗传信息，发现了153种自闭症患儿独有的基因拷贝数变异，以及其他文献记载的与自闭症相关的185种基因拷贝数变异。通过自闭症遗传资源交流库（Autism Genetic Resource Exchange, AGRE）及费城儿童医院，研究人员又比较了1 544名自闭症患儿和5 762名对照人群（对照人群之间，以及与前面提到的犹他州的孩子间都无血缘关系）的遗传信息，看能否筛选出同样的基因拷贝数变异。严格的分子筛查最终将目标锁定在15种家族性基因拷贝数变异和文献提到过的31种基因拷贝数变异，这些基因拷贝数变异在自闭症患者中最常见。

要阐明基因拷贝数变异引发自闭症的机制，并弄明白其他非遗传致病因素（如子宫内激素失衡、环境中的化学物质等）对自闭症发病的影响，研究人员还有许多工作要做。不过，上述重要研究提供了足够的证据，排除了许多早先认定的、与自闭症相关的基因拷贝数变异。

尽管通过严格筛选，大幅减少了潜在致病基因的数量，研究人员依旧没有找到自闭症最关键的致病基因。大多数情况下，自闭症都涉及多个基因，每一个都可能在自闭症发病过程中扮演一定的角色。这些基因常常含有新生突变（de novo mutation），即突变在受精卵中首次出现。

有一部分自闭症起因于单基因突变，这种病例比较少见，约占自闭症总人数的5%，但对病理研究很重要。科学家正努力研究这类罕见的单基因突变患者的发病机理。对单基因突变患儿的心理与分子异常进行研究，能够提供一些线索，有助于弄清多基因突变患者的致病机理。

研究人员对单基因突变导致的几种自闭症类型已经有了初步认识，这些患者除自闭症的基本症状外，还有很多种与自闭症无关的症状。一个突出的范例便是雷特综合征（Rett syndrome），它多发于女孩中，并且会破坏患者大脑回路的发育。这类患者的智力很难评估，时常出现严重的自闭症症状，导致已有的语言能力和初步运动能力丧失。研究人员重点研究的药物之一是胰岛素样生长因子1（insulin-like growth factor 1, IGF-1），它能激活发育停滞的大脑回路，从而改善相关症状。通过实验发现，患有雷特综合征的模型小鼠，经过IGF-1衍生药物的治疗后，症状明显减少。目前，一项针对50名自闭症患儿的小规模IGF-1衍生药物实验，已通过最初的安全测试，进入评估疗效的阶段。

自闭症发病原因多样，病情严重程度因人而异，患者大脑中调控基础社交行为和社交技巧的大片脑区都受到疾病的影响，可以说，自闭症是一种非常复杂的病症。越早诊断出病症，患者恢复的可能性就越大，但要想在幼儿18个月时准确检测自闭症症状，进而设计出修复受损脑细胞的治疗方法，研究人员需要借助多方面的力量。为了探寻更好的诊断方法，完善诊断标准，研究人员将目光转向了大脑成像。现在，已经有一些研究开始用大脑成像技术，对语言能力严重缺失的自闭症患者（具有这类症状的患者，占自闭症患者总数的40%）进行大脑成像分析。

干细胞工程

为了开发新的疗法，研究人员在实验室开展了一系列针对干细胞的研究。研究人员先从患者身上（通常是皮肤部位）分离得到某种细胞，然后将其诱导成干细胞，即诱导多能干细胞（induced pluripotent stem cells）。接下来，研究人员再将这些细胞分化成脑细胞，如神经元或是神经胶质细胞。此外，研究人员也可以从自闭症患儿冷冻保存的脐带血中获取干细胞。这样，研究人员就可以得到与自闭症患者脑部神经元或胶质细胞类似的细胞，它们同患者体内细胞具有相同的遗传突变。

对制备所得神经元进行基因分析，找出其中的致病基因，将有助于诊断患者的自闭症类型及病情的严重程度——他（她）的病情是轻度的，还是已经严重到完全无法言语。此外，如果某一种药物能够在这些培养的细胞中产生良好的反应，比如用药后神经细胞之间开始形成更好的连接，那么这一药物对患者很可能也有效。也许有一天，医生们能够利用这些技术，实现对症下药。

从长远来看，我们甚至还有更妙的设想，当然今天的科学水平还达不到那一步：我们可以先在实验室制备患者的干细胞，通过基因改造，将干细胞中那些导致自闭症的缺陷基因加以修正；再通过移植的方式，将这些改造后的干细胞植入自闭症患儿体内；最后，让他们接受ESDM等治疗性学习训练。当然，这一系列设想目前还只停留在理论阶段。不过，这种将基因改造与行为疗法合二为一的治疗方法，可以在细胞和分子水平重塑神经系统，有望明显改善患者的社交困难和重复行为。如果这个畅想在未来的某一天真能实现，那阿德里安娜与杰梅因的孩子杰登，也许就可以恢复健康，世界上也就能多一个幸福家庭了。

扩展阅读

Early Behavioral Intervention Is Associated with Normalized Brain Activity in Young Children with Autism. Geraldine Dawson et al. in *Journal of the American Academy of Child & Adolescent Psychiatry*, Vol. 51, No.11, pages 1150–1159; November 2012.
Learn the Signs. Act Early. Centers for Disease Control and Prevention: **www.cdc.gov/ncbddd/actearly/index.html**

与植物人对话

植物人看似对身外的世界全无反应，但他们可能存在部分意识。现在，通过检测神经活动，与植物人交流正逐步成为现实。

撰文 / 艾德里安·欧文（Adrian M. Owen）

翻译 / 张庭

审校 / 毛利华

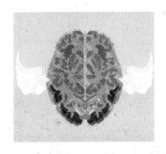

---精彩速览---

　　脑外伤救治水平的提高，使越来越多的人在脑损伤事故中幸存下来，但最终却成为植物人或处于微意识状态。研究人员正试图通过脑成像技术，来判断哪些病人依然保有一些意识，以及是否有可能重获意识。

　　利用功能性磁共振成像，研究人员已经证实，一部分被诊断为"植物人"的病人其实是有意识的。在对病人进行大脑扫描前，只要事先约定，想象某种活动代表"是"，想象另一种活动代表"否"，病人就能够通过这种方式来回答问题。

　　现在，研究人员将目光转向了脑电图技术，试图设计一种可在病床边使用的更经济方便的手段，来检测意识活动。如果将目光放得更长远些，也许在未来，通过脑机接口让具有内隐意识的植物人与外界交流，可能不再只是科幻小说中的桥段。

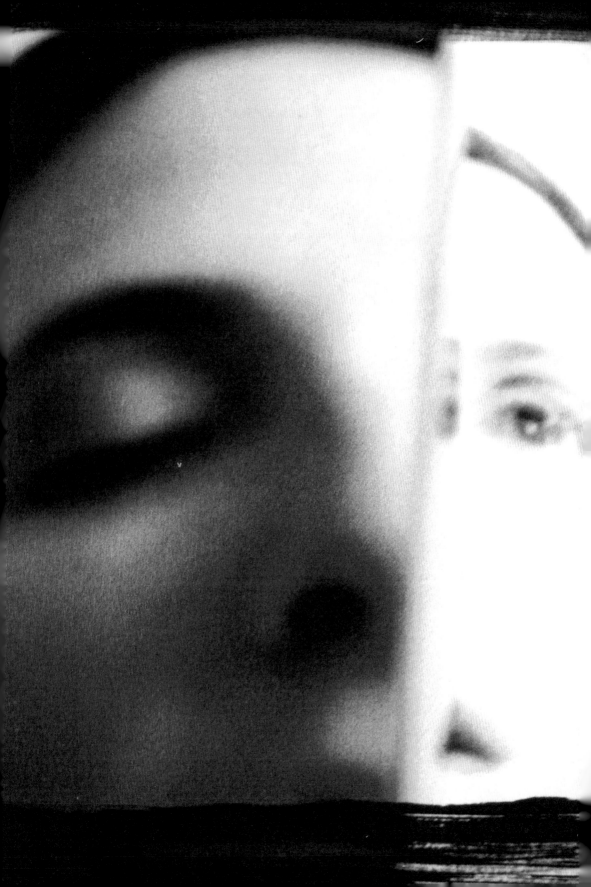

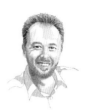

艾德里安·欧文是加拿大西安大略大学的认知神经科学和影像学"加拿大杰出研究讲席"教授。他主要研究由脑损伤导致的意识障碍,以及神经退行性疾病对认知的影响。

　　我从1997年开始研究对外界刺激没有反应的病人,搜寻他们的意识活动。那一年,我遇到了凯特(Kate),她曾是英国剑桥的一位年轻教师,在经历了一场类似流感的疾病后进入了昏迷状态。几个星期后,凯特的医生宣布她成了植物人,这意味着尽管她有睡眠–觉醒周期,但失去了意识。凯特可以睁开和闭上眼睛,甚至还会很快地扫视病房,但没有任何内心活动的迹象,对家人和医生给她的外界"刺激"也没有任何反应。

　　那时,我正在英国剑桥大学研究扫描大脑的新方法,戴维·梅农(David Menon)是我的同事,他是一位急性脑损伤专家。梅农提议,用正电子发射断层扫描技术扫描凯特的大脑,看能否在她的大脑中检测到认知活动的迹象。虽然希望渺茫,但我觉得我们的一些新技术或许能起点作用。扫描凯特大脑时,我们通过电脑屏幕向她展示她的朋友和家人的照片,同时监测凯特大脑中的活动迹象。结果令人震惊,凯特的大脑不仅能对熟人的面孔做出反应,而且大脑活动模式跟正常人看到所爱的人的照片时惊人地相似。

　　这意味着什么?难道凯特虽然看似不省人事,但大脑存在意识?还是说这只不过是某种反射性反应?要搞清楚这个问题,我们可能还需要借助更先进的仪器,再研究十多年才行。

但实际情况是，我们根本就等不起。随着脑外伤治疗、急救和重症监护水平的提高，越来越多的人能够从严重的脑损伤事故中幸存下来，但最终却和凯特一样——活着，却似乎没有任何意识。在每座拥有先进护理设施的城市里，几乎都有这种病人。如何护理和治疗他们，比如生命维持措施应该持续多久，怎样权衡家人的意愿和病人事发前的意愿（如若有的话），都是棘手的伦理问题，不仅难以抉择，还会涉及法律。在这些病人中，有些会有一定程度的恢复（当然，我们很难预测是哪些病人，以及他们会恢复到何种程度）；有些会陷入微意识状态，偶尔表现出一些意识活动的迹象（见文字框）；还有一些则到去世前都一直是植物人状态——可能持续几十年。了解病人属于上述何种状态，医生和家属才能更好地制订方案，使病人利益最大化。

听到请回答

扫描凯特大脑之后的几年中，我们又尝试了一些新方法，来检测"隐藏"在植物人身上的意识活动——我们称之为内隐意识（covert consciousness）。我们先给病人播放一段朗读散文的录音，以及一段类似言语但没有任何语义的语音，然后把病人产生的大脑反应和正常人进行比较。在一些案例中，我们发现所谓的"植物人"的大脑活动，和正常人的大脑活动非常相似——在播放散文录音时，"植物人"大脑中感知语言的区域通常会活跃起来；而播放类似言语的声音时，感知语言的区域则没有反应。然而，我们并不能就此确定，某些植物人这种看上去与正常人相似的大脑反应，到底是反映了一些目前尚未检测到的意识活动，还是说这些大脑反应与高级意识无关，只是一种本能的、自发的神经信号，一种反射性反应。

为了验证这一点，我和梅农、神经科学家马特·戴维斯（Matt Davis）等同事做了一个极为重要的后续实验。我们决定给一些健康人注射镇静剂，然后在他们意识丧失时，播放我们在先前实验中使用的两种录音。在这个实验里，我们选了一些麻醉师做自愿者。注射了短效麻醉剂丙泊酚、麻醉师们变得无意识后，我们给他们播放朗读录音。令人吃惊的是，麻醉师大脑中感知语言的区域和他们清醒时一样活跃。这个至关重要的证据告诉我们，某些植物人出现与正常人相似的大脑反应，并不能说明这些病人存在内隐意识。因为大脑感知语言的区域似乎会自动对言语产生应答，即使是在没有意识的情况下。

是时候改变思路，换个角度来探索植物人是否有内隐意识了——问题的关键并不在于病人的脑区是否能被激活，而在于能否通过病人的某种反应，确认他们是有意识的。我们把目光投向了临床上比较经典的意识评估方法：对指令的响应。

在医疗类电视剧中，经常能听到医生对病人说，"如果你能听见我说的话，就捏一下我的手"，用的就是这种方法。当然，我们的研究对象通常病情过重，没法用肢体语言对指令做出反应。不过，他们能否通过大脑想象，产生可检测到的大脑活动，对指令做出反应呢？

我们和比利时列日大学史蒂文·洛雷（Steven Laureys）实验室的神经科学家梅兰妮·博利（Mélanie Boly）合作，

意识障碍

迷失在灰色地带

意识似乎是一个要么有，要么无的东西——就像灯一样，要么开着，要么关着。但实际情况并非如此，意识可以部分存在。医学上把意识遭受损伤的情况称为意识障碍（disorder of consciousness），它可以分成以下几类（见下文）。意识障碍大多源于头部受伤或中风和心脏停搏之类的事件，这类事件会导致大脑缺氧，而大脑缺氧造成的后果比脑外伤更严重。病人意识障碍的程度可能会减轻或加重，从一种类型转化成另一种类型，但脑死亡这种情况例外，因为脑死亡意味着生命已经终结。

脑死亡：大脑和脑干的所有功能都永久性丧失。

昏迷：丧失全部意识；睡眠-觉醒周期消失，眼睛始终是闭着的。昏迷状态一般不会超过 2 ~ 4 周，并且通常是暂时的，在此之后病人会恢复意识，或进入下面某种状态。

植物人状态：出现睡眠-觉醒周期，眼睛可能自发睁开或受外界刺激睁开，但这些仅有的行为往往只是反射性的。著名案例：特丽·夏沃（Terri Schiavo）、卡伦·昆兰（Karen Ann Quinlan）。

微意识状态：病人看上去像植物人，但有时会显示出有意识的迹象，比如伸手去够某个物体、听从指令或对环境做出反应。著名案例：特里·沃利斯（Terry Wallis），他在 19 年后恢复意识。

闭锁综合征：严格来说，这种状态不属于意识障碍，因为病人的意识是健全的。然而，他们不能移动身体，所以常被误认为是植物人或处于微意识状态。此类病人大多仍有控制眨眼和眼动的能力。著名案例：让-多米尼克·鲍比（Jean-Dominique Bauby），他通过眨左眼完成了一本回忆录。

开展了下列实验：让正常人想象自己正在执行各种任务，比如想象正在唱圣诞颂歌、在家中闲逛，以及正在打一场激烈的网球赛，然后检测他们的大脑活动。大脑扫描结果显示，当正常人想象自己正在执行各种任务时，会产生强烈而稳定的大脑活动，并与真实执行这些任务时的大脑活动极为相似。

在这次实验中，我们用的是功能性磁共振成像技术。这种成像技术与正电子发射断层扫描不同，不需要注射示踪剂。我们发现，在功能性磁共振成像中，想象打网球和在家中闲逛，会让大脑发出最强最稳定的信号。想象打网球能激活自愿者大脑前运动皮层（premotor cortex），这个区域的作用是负责掌控运动功能。而想象在家中闲逛，则能激活顶叶（parietal lobe）和一个叫海马旁回（parahippocampal gyrus）的深层脑区，这两个脑区负责空间定位和导航。

正如电视剧里医生告诉病人"如果你听见了我说的话，就捏一下我的手"一样，通过告诉自愿者"如果你能听见我说的话，就想象你在打网球"，我们或许也能通过功能性磁共振成像，清晰、可靠地捕捉到病人对指令的响应。

我们在一位确诊为植物人的病人身上使用了这一方法，令人震惊的是，第一次就成功了。这位年轻的女病人因遭遇车祸，脑部受到重创，一直昏迷。接受功能性磁共振扫描前，她已经有五个月对外界刺激完全没有反应，符合国际公认的植物人诊断标准。在扫描期间，我们让她数次按照指令，想象打网球和在家中闲逛。有意思的是，当她想象自己在打网球时，会与此前的健康自愿者一样，激活前运动皮层。而当她想象自己在家中闲逛时，也会激活顶叶和海马旁回。由此，我们得出结论，尽管这位病人不能通过身体对外界刺激做出反应，但她是有意识的。这个发现使得医生、护士和她的家人开始重新认识她，并改变对待她的方式。尽管我不能给出明确的证据，但凭经验来说，我认为这一发现会鼓励人们更愿意与病人交流、经常去探望他们，一起追忆往昔、开玩笑，这些做法肯定有助于提高病人的生活质量。

脑电图出场

此后几年中，我们用功能性磁共振成像技术，对尽可能多的病人进行了测试，以检验这一方法是否可靠，并寻求改进。2010年，我们与列日大学洛雷团队开展了一项新的合作，并将结果发表在了《新英格兰医学杂志》上。当时，我们发现，在23位被诊断为植物人的病人中，有4位（占17%）能够在功能性磁共振成像中，表现出明显的大脑反应。

研究中，我们还探索了让病人通过想象某一任务，来回答"是"或"否"的可能性。参与这项实验的病人，在五年前大脑受到创伤，经过数次检查，都被诊断为植物人。在做功能性磁共振成像时，研究人员会对这位病人解释"对话"规则：研究人员将会询问病人一些简单的问题，然后病人可以通过想象自己在打网球（如果他回答"是"），或想象自己在家中闲逛（如果他回答"否"）来做出回应。不可思议的是，成像结果显示，这位病人居然成功回答了五个与个人生活有关的问题。比如，他能够指出，他有兄弟但没有姐妹，他父亲名叫亚历山大而非托马斯（为了保护病人的隐私，此处没有用真名）。他甚至还可以确认，在受伤前，他在假期中去过的最后一个地方的名字。为避免研究人员的主观因素影响实验结果，分析大脑成像结果的技术人员事先并不知道问题的答案，这些问题及答案都由病人家属提供。

很明显，这位病人的认知水平肯定不只是对周围环境有意识这么简单，因为"回答"我们的问题是一项复杂的任务。看起来，他仍具备一些高级认知功能，可以转移、保持和选择关注的焦点，可以理解语言，可以做出恰当的选择，可以将信息存储于工作记忆中并进行处理——比如，在做选择前，能听懂并记住研究人员规定的应答方式，以及回忆他受伤前发生的事。虽然这个病人可以通过大脑成像和我们进行"交流"，但当他躺回病床后，却依然无法与病床边的任何人交流。实验过后，医生们再次对这位病人进行了常规诊断及病情评估，这一次他们把评估结果由"植物人状态"改成了"微意识状态"——这提示我们，医生对这类病人的诊断并非是一锤定音、一成不变的。

2011年1月，为更好地开展研究，我把整个研究团队搬到了加拿大西安大略大学。在那里，我组建了一个更大的团队，并得到了来自"加拿大杰出研究讲席"（Canada Excellence Research Chair, CERC）项目的资金支持。这让我们能够进一步扩大研究范围，深入解决一些关键问题——比如，我们是否可以使用这项技术，提高病人的生活质量。有一个年轻人已经被诊断为植物人12年了，我们问了他一个可能会改变他生活的问题。BBC纪录片团队拍摄到了这个激动人心的时刻——当时，我们问他："你感觉到疼痛吗？"结果通过大脑成像，我们发现他的回答是："没有。"这让我们十分欣慰。

另一个问题则是技术层面的——除了功能性磁共振成像，是否还有其他方法可以反映病人的大脑活动。给大脑严重受损的病人做功能性磁共振成像，是一项极具挑战性的工作。除了成像的成本较高，以及这种设备并不是谁都适用，病人的身体也需要承受很大的压力——病人通常由救护车送来，再转移到功能性磁共振成像设备内，"舟车劳顿"，苦不堪言。有些病人很难在扫描仪内保持静止不动，还有些病人的身体内可能会有金属植入物（包括接骨板和钢钉），这都使功能性磁共振成像无法正常进行。

于是，我们开始寻找一种更经济、更方便的检测大脑活动的方法。最终，我们看中了脑电图技术。利用这种技术，科学家可以通过贴在病人头皮上的无创电极，来记录大脑皮层中的神经活动，这样病人体内的金属植入物就不会影响检测结果。而最重要的一点是，脑电图检测可以直接在病床边实施。美中不足的是，脑电图难以检测到深层脑结构的反应，并且它的空间分辨率（也就是准确检测特定脑区反应的能力）也比功能性磁共振成像低得多。针对脑电图的这种局限，我们将想象的内容改成让病人想象自己的手或脚在做简单动作，而这类活动由大脑皮层的表层控制，相关神经活动用脑电图就可以记录到。达米安·克鲁斯（Damian Cruse）是我们实验室的一名博士后，他发现健康自愿者想象握紧右手或夹紧脚趾时，产生的脑电图存在明显差异。虽然不是从每个人身上都可以检测到这种差异，但到2011年，我们已经可以利用这种方法，在病床边对病人进行测试了。

我们买了一辆吉普车，把它改装成"脑电吉普车"，为它配备上电极、放大器和最强大的笔记本电脑，然后开着它到病人那里去。2011年11月，我们在《柳叶刀》上发表了我们的研究。研究结果和功能性磁共振成像的研究结果相似：我们用脑电图测试了16位躺在病床上的植物人，其中有3位（占19%）表现出了一定的意识活动，因为他们能够通过想象夹紧脚趾或握紧手掌，来对我们的指令做出响应。但是，因为脑电图分析极其繁琐，加上我们采用的统计算法新颖而复杂，另一个研究团队不相信这项研究的结果，对我们表示了质疑。幸运的是，运用更为可靠的功能性磁共振成像技术，我们可以证实，在脑电图测试中，大部分对指令做出明显反应的病人确实是有意识的。随后我们又进行了一系列测试，并重新发表文章，对此前文章中描述的脑电图方法进行了修正，解决了其他科学家提出的问题。为了使功能性磁共振成像和脑电图技术检测植物人内隐意识的过程更加规范，在得到了詹姆斯·麦克唐纳基金会资助后，我们和列日大学的同事以及另外两个国家的研究团队（包括之前曾经质疑我们的那个团队）开展合作，共同起草了一套规范流程。

通向脑机接口？

下一步，我们的研究将会走向何方？几十年来，科学家和科幻小说家一直憧憬着，有一天我们可以单纯依靠思维来交流。用功能性磁共振成像和脑电图检测植物人的意识，尝试与他们交流，把他们的想法传递到外部世界，为真正的脑机接口（brain-computer interface）开辟了道路。虽然我们开发出的设备，在帮助病人把特定想法转化成"是"、"否"或其他概念上，表现得越来越可靠，但为大脑严重受损的病人量身打造与外界沟通的系统并非易事。病人几乎不能自主控制眼动，所以不能通过眨眼或转移注视点来与外界互动。此外，病人残存不多的认知能力——通常由脑损伤所致——也使那些当前流行的、需要进行大量扩展训练才能使用的设备，完

研究发现

读取思想

本文作者希望通过一种方法，检测对外界刺激毫无反应的病人的意识活动，并与他们交流。为了测试这种方法的可行性，本文作者及同事扫描了一个确诊为植物人五年的病人大脑。他们问了病人各种问题，并且告诉病人，可以通过想象自己在打网球来回答"是"，想象自己在家中闲逛来回答"否"。对健康人进行功能性磁共振成像的结果显示，想象打网球，会使大脑中控制运动的区域的血流量增大，而想象在家中闲逛，则会使负责空间认知的脑区血流量增大。因为这两个任务分别激活了大脑的两个不同区域，所以识别度很高。神奇的是，研究人员提出的五个问题，这个病人居然全都答对了，包括下面的两个。

病人被问及"你父亲的名字是亚历山大（为保护隐私，病人父亲的名字为化名）吗？"病人通过想象打网球回答"是"，这时他的前运动皮层被激活（橙色和黄色部分）。病人的脑区活动模式跟健康自愿者想象打网球时的脑区活动模式十分相近。

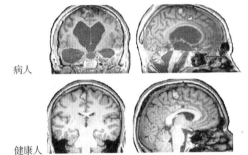

病人

健康人

病人被问及"你父亲的名字是托马斯吗？"病人通过想象在家中闲逛回答"否"，这时他负责空间认知的脑区被激活（蓝色部分）。该脑区的活动模式跟健康自愿者也很相似。

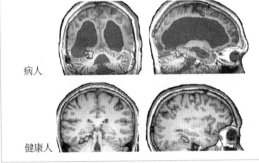

病人

健康人

全没有用武之地。

尽管存在阻碍，但功能性磁共振成像、脑电图和其他新技术广泛应用于检测植物人的内隐意识，必将是大势所趋，而这也必将引发一系列道德和法律上的问题。比如，当医生和病人家属决定中断病人的生命给养系统，而我们通过内隐意识得知病人不同意时，很显然我们得尊重病人的意见。理论上，现在已经可以借助功能性磁共振成像和脑电图技术直接问病人：以目前的状态，他（她）是否愿意继续活下去。但是，即便我们得到了"是"或"否"的回答，我们还是会有所顾虑——病人是否足够清醒、理性？此外，我们还要考虑，这么重要的决定，我们需要问病人多少遍、每次间隔多长时间才算合理，才能最后确定？2011年，对65位闭锁综合征（locked-in syndrome）病人的调查表明，病人对极其糟糕的瘫痪状态有惊人的适应能力——大部分人对当前的生活质量表示满意。很明显，我们需要改变观念，需要有新的法律来告诉我们如何处理这样的情况，以及由谁来处理。

回到文章开头提到的凯特，在她身上，奇迹发生了。这些年来我见过的植物人病人成百上千，她是非常特别的一位。在接受正电子发射断层扫描几个月后，她开始逐渐康复。现在，凯特和家人住在一起。她行动不便，需要依靠轮椅，说话有困难，但她重获了认知能力，幽默感也回来了。她还意识到，她和她的大脑在科学探索的进程中起到了重要作用。尽管第一次完全恢复意识时，她并不记得自己曾做过大脑扫描，但她却对那次扫描充满感激。"如果我当初没有做扫描，很难想象现在会变成怎样。"她在最近的一封电子邮件里写道，"所以请用我的案例告诉人们，这些扫描是多么有用。我希望更多人能够了解它们。大脑扫描就像魔法一样——它发现了我的存在。"

扩展阅读

Willful Modulation of Brain Activity in Disorders of Consciousness. Martin M. Monti et al. in *New England Journal of Medicine*, Vol. 362, No. 7, pages 579–589; February 18, 2010.

Clinical Assessment of Patients with Disorders of Consciousness. Caroline Schnakers in *Archives Italiennes de Biologie*, Vol. 150, Nos. 2–3, pages 36–43; 2012.

Detecting Consciousness: A Unique Role for Neuroimaging. Adrian M. Owen in *Annual Review of Psychology*, Vol. 64, pages 109–133; January 2013.

Coma and Disorders of Consciousness. Marie-Aurélie Bruno, Steven Laureys and Athena Demertzi in *Handbook of Clinical Neurology*, Vol. 118, pages 205–213; 2013.

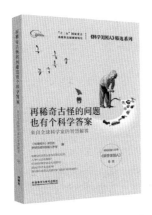

再稀奇古怪的问题也有个
科学答案

　　——来自全球科学家的智
慧解答

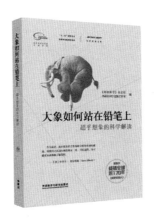

大象如何站在铅笔上

　　——超乎想象的科学解读

2015年国家新闻出版广电总局
向全国青少年推荐百种优秀图书
2015年第四届中国大学出版社
图书奖优秀畅销书一等奖

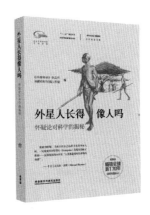

外星人长得像人吗

　　——怀疑论对科学的揭秘

《中国出版传媒商报》"2014
年度中国影响力图书推展·第
贰季"入选图书

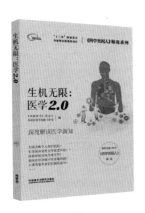

生机无限:医学2.0

　　——深度解读医学新知

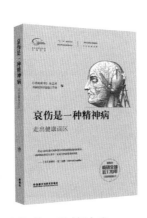

哀伤是一种精神病

　　——走出健康误区

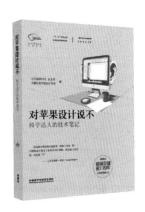

对苹果设计说不

　　——科学达人的技术笔记

零距离接触科学前沿，高效把脉科技动向，

"科学最前沿"——你不可错过的最新科技指南！

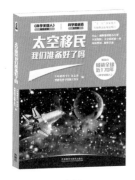

天文篇

太空移民 我们准备好了吗

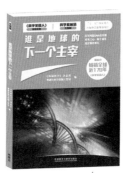

生物篇

谁是地球的下一个主宰

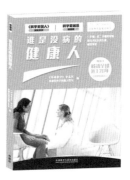

健康篇

谁是没病的健康人

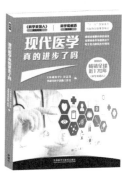

医药篇

现代医学真的进步了吗

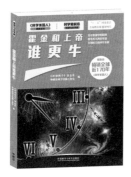

数理与化学篇

霍金和上帝 谁更牛

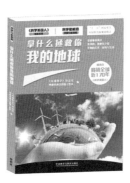

环境与能源篇

拿什么拯救你 我的地球

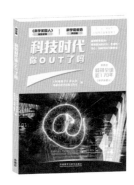

科技篇

科技时代 你 OUT 了吗

第五届"环保科普创新奖"
图书类三等奖